·全国高等医药院校医学检验技术(医学检验)专业规划教材·

临床寄生虫学检验实验指导

（第2版）

主　编　夏超明

副主编　崔　昱　胡旭初　徐绍锐

编　者　（以姓氏笔画为序）

马长玲（广州医学院）

汤健中（宁夏医科学院）

孙德华（南方医科大学）

李凤铭（河北工程大学医学院）

邹节新（南昌大学基础医学院）

邵　筱（广东医学院）

胡旭初（中山大学中山医学院）

莫　非（贵阳医学院）

夏超明（苏州大学）

徐绍锐（中南大学基础医学院）

郭步平（长治医学院）

黄慧聪（温州医科大学）

崔　昱（大连医科大学）

秘　书　许　静（苏州大学）

中国医药科技出版社

内容提要

本书是全国高等医药院校医学检验技术（医学检验）专业规划教材之一，全书共三章，主要介绍了寄生虫实验室诊断及技术操作相关内容，包括十次基础性实验及四次综合性实验，并附有寄生虫标本的采集、保存与鉴定和寄生虫检验常用试剂配制等内容，实用性强，宜教宜学。

本教材供高等医药院校医学检验技术（医学检验）专业及相关专业本科、专科和成人教育（专升本）各层次使用，也可作为临床检验人员日常工作、继续教育和职称考试的参考书。

图书在版编目（CIP）数据

临床寄生虫学检验实验指导/夏超明主编．—2版．—北京：中国医药科技出版社，2015.8
全国高等医药院校医学检验技术（医学检验）专业规划教材
ISBN 978－7－5067－7588－5

Ⅰ.①临… Ⅱ.①夏… Ⅲ.①寄生虫学－医学检验－实验－医学院校－教学参考资料
Ⅳ.①R530.4－33

中国版本图书馆CIP数据核字（2015）第171762号

美术编辑 陈君杞
版式设计 郭小平

出版 中国医药科技出版社
地址 北京市海淀区文慧园北路甲22号
邮编 100082
电话 发行：010－62227427 邮购：010－62236938
网址 www.cmstp.com
规格 889×1194mm 1/16
印张 7 1/2
彩插 21
字数 188千字
初版 2010年3月第1版
版次 2015年8月第2版
印次 2017年1月第2次印刷
印刷 三河市万龙印装有限公司
经销 全国各地新华书店
书号 ISBN 978－7－5067－7588－5
定价 22.00元

全国高等医药院校医学检验技术（医学检验）专业规划教材

建设委员会

全国高等医药院校医学检验技术（医学检验）专业规划教材

出版说明

全国高等医药院校医学检验专业规划教材，于20世纪90年代开始启动建设。是在教育部、原国家食品药品监督管理局的领导和指导下，在广泛调研和充分论证基础上，由中国医药科技出版社组织牵头江苏大学、温州医科大学、中山大学、华中科技大学同济医学院、中南大学湘雅医学院、广东医学院、上海交通大学医学院、青岛大学医学院、广西医科大学、南方医科大学、301医院等全国20多所医药院校和部分医疗单位的领导和专家成立教材建设委员会共同规划下，编写出版的一套供全国医学检验专业教学使用的本科规划教材。

本套教材坚持"紧扣医学检验专业本科教育培养目标，以临床实际需求为指导，强调培养目标与用人需求相结合"的原则，10余年来历经二轮编写修订，逐渐形成了一套行业特色鲜明、课程门类齐全、学科系统优化、内容衔接合理的高质量精品教材，深受广大师生的欢迎，为医学检验专业本科教育做出了积极贡献。

本套教材的第三轮修订，是在我国高等教育教学改革的新形势和医学检验专业更名为医学检验技术、学制由5年缩短至4年、学位授予由医学学士变为理学学士的新背景下，为更好地适应新要求，服务于各院校教学改革和新时期培养医学检验专门人才需求，在2010年出版的第二轮规划教材的基础上，由中国医药科技出版社于2014年组织全国40余所本科院校300余名教学经验丰富的专家教师不辞辛劳、精心编撰而成。

本轮教材含理论课程教材10门、实验课教材8门，供全国高等医药院校医学检验技术（医学检验）专业教学使用。具有以下特点：

1. 适应学制的转变　第三轮教材修订符合四年制医学检验技术专业教学的学制要求，为目前的教学提供更好的支撑。

2. 坚持"培养目标"与"用人需求"相结合　紧扣医学检验技术专业本科教育培养目标，以医学检验技术专业教育纲要为基础，以国家医学检验技术专业资格准入为指导，将先进的理论与行业实践结合起来，实现教育培养和临床实际需求相结合，做到教师好"教"、学生好"学"、学了好"用"，使学生能够成为临床工作需要的人才。

3. 充实完善内容，打造教材精品　专家们在上一轮教材基础上进一步优化、精炼和充实内容。坚持"三基、五性、三特定"，注重整套教材的系统科学性、学科的衔接性。进一步精简教材字数，突出重点，强调理论与实际需求相结合，进一步提高教材质量。

编写出版本套高质量的全国高等医药院校医学检验技术（医学检验）专业规划教材，得到了相关专家的精心指导，以及全国各有关院校领导和编者的大力支持，在此一并表示衷心感谢。希望本套教材的出版，能受到全国本科医学检验技术（医学检验）专业广大师生的欢迎，对促进我国医学检验技术（医学检验）专业教育教学改革和人才培养做出积极贡献。希望广大师生在教学中积极使用本套教材，并提出宝贵意见，以便修订完善，共同打造精品教材。

全国高等医药院校医学检验技术（医学检验）专业规划教材建设委员会

中国医药科技出版社

2015 年 7 月

前言

《临床寄生虫学检验》是医学检验专业的主干课程之一，具有较强的实践性。本教材是全国高等医药院校医学检验技术专业规划教材建设指导委员会和中国医药科技出版社共同组织编写的《临床寄生虫学检验》（第3版）配套教材，第一版于2010年出版，由于第一版《临床寄生虫学检验实验指导》已使用了5年，有必要对本教材进行修订。在全国高等医药院校医学检验技术专业规划教材建设指导委员会和中国医药科技出版社的领导下，以第一版编委会成员为基础，并邀请了在临床检验一线工作和具有防治经验的专家参加，组成了本教材的编委会，对《临床寄生虫学检验实验指导》进行了修订。在修订过程中在保持第一版基本形式和内容的基础上，增加了寄生虫重要病原检测技术的标准化（参考国家寄生虫病行业诊断标准）、规范化要求以及实际应用中的注意事项如对标本收集、处理等可能影响检测结果的介绍等。

本教材内容包括实验总则、基础性实验和综合性实验三章，全书包括十次基础性实验及四次综合性实验，书后附有寄生虫标本的采集、保存与鉴定和寄生虫检验常用试剂的配制等内容，以及诊断虫期彩图。基础性实验突出临床检验专业的特点，注重教材的实用性，以简明、实用为特色。在要点解析中对重要人体寄生虫的知识进行了提炼，实验指导及技术操作中凝练了实验内容的观察要点及注意事项。综合性实验在建立动物模型的基础上开展病原学及免疫学检测、病理学观察、标本制作（诊断或病理标本）等实验内容，有助于学生对寄生虫病及相关知识的全面了解与掌握，以提高学生动手能力和综合分析解决问题的能力。综合性实验为选择性实验，各校可根据其具体情况选择使用。

全体编写人员为本教材的编写付出了艰辛的劳动，但由于水平、经验和时间所限，书中瑕疵在所难免，恳请各位老师、同学及读者批评指正。

编　者

2015年5月

目录

笔记

第一章　实验总则

一、实验守则

人体寄生虫学检验实验教学是临床寄生虫学检验教学的重要内容，是医学检验专业实践技能培养的重要组成部分。通过验证性、分析性和综合性实验，使学生理论联系实际，巩固和加深对本课程理论知识的理解与掌握。通过掌握或熟悉临床寄生虫检验的基本技术，掌握和熟悉人体寄生虫的形态结构，尤其是与致病及诊断有关的形态学特点，进一步理解寄生虫与宿主之间的相互关系及致病机制，为寄生虫感染（病）的准确诊断提供依据。

为此，要求学生在理论课学习的基础上，通过标本观察、实验操作和技能训练，培养学生独立思考问题、分析问题和解决问题的能力、实事求是的科学态度和严谨的学风，从而能够对常见人体寄生虫感染（病）做出准确的或参考性的诊断，为临床治疗及流行病学防治提供依据。较之理论课而言，实验课期间在教师的指导下，学生更能够发挥自己的创造性思维，具有更大的自由选择空间和自主支配时间。因此，在实验教学中学生必须有严谨的学风、严明的纪律，严格遵守实验室规章制度，以提高实验效果，保证教学质量。在实验教学中，学生应遵守的规则如下。

1. 实验前按照课程进度要求，提前预习实验内容，了解实验目的、内容和主要操作方法。同时，必须带齐与实验有关的用品，如教科书、实验指导、笔记本、绘图用具和显微镜卡等。

2. 学生进实验室，必须穿实验工作服。

3. 实验时应按实验指导循序渐进，细心观察和操作，认真做好实验记录，分析实验结果，按时完成实验报告。不得随意移动示教标本，以免影响其他同学观察。

4. 要爱护公物，爱惜仪器设备和标本，节约实验材料、药品和水电。对于精密贵重仪器要细心取放及使用。实验前，要认真检查显微镜等仪器、器材、标本是否完好，如有损坏应及时报告老师。

5. 高度重视生物安全，在进行具有感染性或对实验室环境有污染的实验操作时，要严格遵守实验室管理制度和实验操作规程，要始终保持实验室的洁净和废弃物的无害化处理；实验完毕后，要妥善处置标本、器材；所有与具潜在危险性的病原寄生虫相关实验都要求在Ⅱ级生物安全实验室操作。

6. 每次实验结束时，实验台应整理清洁，用过的物品归还原处（如染色液、香柏油等），值日学生应将实验室打扫干净，离开前关好水电、门窗。

（夏超明）

二、寄生虫感染的实验室诊断

寄生虫感染（病）的实验诊断包括临床诊断和实验室检查两部分，前者是临床医生根据对就诊患者依据其主诉病史、临床表现，以及相关的望、触、叩、听等检查，对患者疾病的病因、发病机制做出初步的临床诊断，以此作为制定治疗方案的方法和途径。后者是临床检验医师为医生提供相关寄生虫感染（病）确诊的实验依据，也是寄生虫感染实验诊断中最重要的环

笔记

节。伴随着生物学、分子生物学和免疫学等高端科学技术的发展和广泛应用，以往未知的寄生虫或一些新生病原逐步被人们所识别和发现，并能做出迅速的确诊。

（一）临床诊断

临床诊断在临床医学中占有十分重要的地位，无论病情多么简单或者复杂，完整的病史采集和详细的体检都是临床医生做出正确诊断的第一步，是构成寄生虫感染（病）临床诊断的重要部分。

1. 询问（采集）病史

指临床医生通过对患者或知情人员（如家属、同事等）进行系统询问而获取病史资料的过程，是诊治疾病的第一步，并且至关重要。完整和准确的病史资料对疾病的诊断和处理有极其重要的意义，它不仅可提示查体重点，并为下一步实验室检查和辅助检查提供线索，而且更重要的是在临床工作中有一部分疾病仅通过病史采集即可基本确立诊断。

询问（采集）病史通常是围绕主诉进行。主诉是患者诉说感觉最明显、最不舒服的症状或体征，通常询问（采集）病史注意以下 5 个方面内容：①起病情况及病因与诱因；②主要症状和特点；③伴随症状；④诊治经过；⑤一般情况。对于寄生虫感染和寄生虫病的诊断，除了注意询问上述 5 个方面问题外，临床医师还应重点注意询问与疾病有关的内容，如患者居住地、生活方式、饮食习惯、感染过程等方面的相关病史材料，并对这些材料进行详细、系统的分析，最后得出初步的临床诊断。

我国地域辽阔，不同地区寄生虫感染（病）有着明显的地方性、季节性和自然疫源性等特点，在不同地区之间差异较大。如我国肝吸虫感染（病）近年来在广西、广东两省人群感染率呈上升趋势，在这两个地区当患者出现寒战、高热、肝大、上腹饱胀和腹泻等症状时，应注意询问患者是否有生食或半生食淡水鱼虾的病史，可以考虑患者有感染肝吸虫的可能；我国血吸虫病曾流行于长江流域及其以南的 14 个省、区和直辖市，在这些地区如果有患者出现畏寒、发热、多汗、恶心、呕吐、腹痛、腹泻、黏液便或脓血便，同时伴有淋巴结、肝、脾肿大和肝区压痛等体征时，应注意询问患者近期是否有明显的疫水接触史，并依据相应的症状和体征考虑其感染有血吸虫病的可能。

我国近年来寄生虫病病谱发生了很大的变化，一部分食源性、性源性及机会致病性等寄生虫病的发病率呈现上升趋势，以及新发/再燃寄生虫病的出现与流行，因此，作为临床医生在对相关疾病做出临床诊断之前，应仔细询问病史，并根据患者临床症状和体征，做出相应的临床诊断。

我国著名内科学泰斗张孝骞教授认为：50% 以上的病例应当能够从病史得出初步诊断或诊断线索，30% 的病例单纯通过体征可以得到诊断，单纯通过化验检查（包括现代一些手段很完备的检查）得到诊断的不过 20%。美国著名内科学家 Lawrence M. Tierney 教授曾说过："遇到诊断不明的困难病例，对诊断帮助最大的是病史，病史，还是病史。"由此可见，询问（采集）病史对诊断疾病有着非常重要的意义。

2. 物理诊断

物理诊断是一门实践性和应用性很强的科学，很多寄生虫病患者临床表现出来的重要体征对诊断帮助很大，只要充分注意就能发现，而辅助检查却不一定能发挥作用。辅助检查的结果有时必须参考病史和体征才能得到正确解释。然而，有时患者病情复杂，难以选择检查的方向，此时的物理诊断却能起到"拨云见日"的作用。

物理诊断主要是针对一些患者其体征和病理改变具有一定的特征性，但病因尚不清楚，病原也不易获得，病原检查还一时不能检查清楚时，临床医师可采用物理学检查方法进行体检，以求得到尽可能明确的临床诊断。除了认真进行患者的体检外，还应依据一些寄生虫病特征性的临床表现，如巨脾型晚期血吸虫病、胸肺型肺吸虫病、胆道蛔虫症、脑棘球蚴病、脑囊虫病和弓形虫病脑炎等寄生虫病，可选用 B 超、X 线、胆道造影、CT 和 MRI 等物理影像学方法，进行辅助诊断。

（二）实验室检查

1. 病原学检查

在诊断寄生虫感染和寄生虫病过程中，临床上以检获出寄生虫病原体作为确诊的依据。根据临床医师得到的初步临床诊断，以及提供用于辅助诊断的各种检查方法和检测标本，检验医师通过对患者标本的采集、处理、检测和综合分析等，做出明确的结论，为临床医生进行有效的疾病治疗和流行病学调查提供可靠的实验室依据。

根据寄生虫种类、在人体寄生的部位和发育阶段的不同，通过不同的方法、手段和途径，对采集自患者血液、尿液、粪便、痰液、脑脊液、羊水和阴道分泌物中的病原标本，以及通过组织活检等方法获得的病理组织标本进行分析和诊断。实验室进行病原体检查准确率（确认率）的高低取决于检验医师对寄生虫的形态、生活史、致病等方面知识和检测方法的认知程度和掌握水平。临床上常用的主要寄生虫感染和寄生虫病检查方法包括以下几种。

（1）粪便检查　主要用于肠道寄生原虫的滋养体、包囊、卵囊或孢子囊，蠕虫的虫卵、幼虫、成虫虫体或节片以及某些能随人体粪便排出体外的节肢动物的检查。粪便检查是病原检查的重要组成部分。粪便检查应注意以下几点：粪便要新鲜，特别是作阿米巴滋养体检查时，要求在粪便排出后半小时内进行；无尿液、污水、泥土和药物的污染；容器外贴有标签，注明受检者姓名、检查目的等。

（2）血液检查　主要是对疟疾、丝虫病和非洲及美洲锥虫病的检查。对弓形虫病也有一定诊断意义。不同种疟原虫在人体外周血中的出现具有一定的规律，因此要注意其采血的时间，必要时需反复多次采血。在我国流行的班氏丝虫和马来丝虫微丝蚴均具有夜现周期性现象，故在晚上 9 时至次晨 2 时之间采血为宜；但罗阿丝虫、常现丝虫和欧氏丝虫则应在白昼取血查微丝蚴。除昼夜节律外，还有季节性差异，夏季查见的微丝蚴常较冬季多几倍。

（3）骨髓检查　主要是对黑热病、弓形虫病的诊断具有十分重要的价值。从骨髓穿刺液涂片中查黑热病原虫，是诊断黑热病最可靠的方法，检出率为 80%~90%。常用髂骨或棘突穿刺法抽取骨髓，制成涂片。检查黑热病原虫无鞭毛体时应注意与血小板相鉴别。较罕见的情况下，组织内寄生的一种真菌，称之荚膜组织胞浆菌（*Histoplasma capsulatum*），可被误认为是黑热病原虫。

（4）痰液及肺部病变抽出液（或冲洗液）检查　在患者的痰液及肺部病变处抽出液（或冲洗液）中，可能查见肺吸虫卵、溶组织内阿米巴组织型滋养体、细粒棘球蚴原头节、粪类圆线虫幼虫、蛔虫幼虫、钩虫幼虫、粉螨和螨卵等。

（5）尿液及鞘膜积液检查　在患者的尿液、鞘膜积液和乳糜尿中，主要检查班氏微丝蚴；此外在尿中有时还可查见阴道毛滴虫和埃及血吸虫卵。

（6）阴道分泌物检查　在阴道分泌物中可查见阴道毛滴虫，偶尔可查见蠕形住肠线虫成虫或卵、溶组织内阿米巴组织型滋养体和蝇蛆等。

（7）前列腺液检查　用于检查男性泌尿生殖道的阴道毛滴虫。

（8）十二指肠液检查　主要用于检查肝胆管系统内寄生虫感染（病）。在十二指肠引流液中可查见蓝氏贾第鞭毛虫滋养体、华支睾吸虫卵、肝片形吸虫卵、布氏姜片虫卵、似蚓蛔线虫卵、粪类圆线虫幼虫等。

（9）脑脊液检查　在患者脑脊液中，可查见的寄生虫有弓形虫、溶组织内阿米巴组织型滋养体、致病性自由生活阿米巴（耐格里阿米巴或棘阿米巴）、卫氏并殖吸虫卵、异位寄生的日本血吸虫卵、棘球蚴原头节、粪类圆线虫幼虫、棘颚口线虫幼虫和广州管圆线虫幼虫等。

（10）浆膜腔积液检查　人体的浆膜腔主要有胸腔、腹腔和心包膜腔。在一些病理改变的情况下，这些腔隙中会存有大量的积液。下列寄生虫可在人体浆膜腔积液检查中被发现：弓形虫、微丝蚴、粪类圆线虫幼虫、卫氏并殖吸虫卵和棘球蚴原头节等。

（11）口腔内刮拭物及挑取物检查　口腔内可检查到的寄生虫有：美丽筒线虫、齿龈内阿米巴和口腔毛滴虫。

（12）其他皮肤活组织检查

2. 免疫学检测

在临床上，有些寄生虫感染（病），医生很难根据其症状、体征以及病原学检查做出诊断，此时采用免疫学检测方法辅助诊断则迎刃而解。免疫学检测应用于一些寄生虫早期的轻度感染、单性感染（仅有雄虫）和隐性感染的诊断中，以及在特殊的寄生部位而使病原采集或检查十分困难的情况下，在一些寄生虫感染（病）流行病学调查和研究中，免疫学检测显示出其独特的优越性。

理想的免疫学检测应具备判定现症感染、估计感染度和进行疗效考核的价值。传统的免疫学检测通过皮内试验和血清学诊断两种方法，前者目前在临床上罕见使用，除非是临检或流行病学调查时有此特殊的检查要求；后者是当今临床诊断上所采用的主要方法。

（1）皮内反应　这是一种速发型超敏反应，操作简单，并且可在短时间内观察结果。一般认为其阳性检出率可达90%以上，但特异性较低，寄生虫病之间有明显的交叉反应，一些患者在治疗后若干时间里，皮内试验仍呈阳性反应。因此，皮内反应不能作为确诊的依据，也不宜用于疗效考核，只能在流行区域对可疑患者进行筛选之用。

（2）血清学诊断　在血清学诊断研究方面，不仅方法多样，而且已从简单血清沉淀试验和凝集试验发展为微量、高效和快速的免疫标记技术，以及具有分子水平的酶联免疫印迹技术等。这些免疫诊断技术可用以检测感染宿主体内的循环抗体或循环抗原，并可望用以鉴别不同的病期、新感染活动期或治疗效果的评价等。

循环抗体（CAb）检测：经动物实验和患者的检测表明，寄生虫感染者血清抗体水平的动态变化，用现有的血清学诊断方法均可有效地反映出来，特异性抗体阳性表明患者过去或现在的感染。可以认为，今后检测特异性抗体仍是较理想的、可取的诊断患者及流行区疫情监测的有效方法。

循环抗原（CAg）检测：由于现有的循环抗体检测方法不能区别患者是现症感染还是既往感染，作为评价疗效尚不够理想。因此人们注意力集中在检测CAg来解决上述存在的问题。据实验研究表明，宿主体内CAg比CAb出现早，主要是虫体释放的排泄分泌物质，故与虫体的生活力有关；其释放量与感染度或虫血症水平大体上一致，因此检测CAg有可能作为早期诊断、活动感染、感染负荷和治疗效果等方面的依据。迄今CAg的检测研究已扩大到许多寄生虫感染，对于病原诊断比较困难的组织寄生虫病几乎都提出了CAg检测的要求，包括血吸虫病、丝虫病、弓形虫病、利什曼病、并殖吸虫病、阿米巴病、旋毛虫病、锥虫病和包虫病等。

近年来，一些学者采用细胞因子检测技术用于了解宿主机体的免疫状态、抗寄生虫感染的免疫机制或作为考核疗效评价的参考指标。目前，国内外发展起来的蛋白质芯片技术可望为寄生虫感染的免疫诊断带来新的突破。

3. 分子生物学诊断

（1）DNA探针技术　DNA探针是以病原生物DNA或RNA的特异性片段为模板，人工合成的带有放射性或生物素标记的单链DNA片段，可用来快速检测病原体。DNA探针是将一段已知序列的多聚核苷酸用同位素、生物素或荧光染料等标记后制成的探针。可与固定在硝酸纤维素膜的 DNA 或 RNA 进行互补结合，经放射自显影或其他检测手段就可以判定膜上是否有同源的核酸分子存在。

DNA 探针是最常用的核酸探针，指长度在几百碱基对以上的双链 DNA 或单链 DNA 探针。现已获得 DNA 探针数量很多，有细菌、病毒、原虫、真菌、动物和人类细胞 DNA 探针。该技术特异性强，敏感性高，是具有潜力的诊断技术之一。目前已尝试应用于很多寄生虫病的诊断、现场调查及虫种鉴定等方面。目前应用 DNA 探针技术作为诊断工具的寄生虫病有：疟疾、利什曼病、丝虫病、溶组织内阿米巴病、蓝氏贾第鞭毛虫病、细粒棘球绦虫病、旋毛虫病和并殖吸虫病等。

（2）PCR 技术　PCR（聚合酶链反应）是利用 DNA 在体外 95℃高温时变性会变成单链，低温（60℃左右）时引物与单链按碱基互补配对的原则结合，再调温度至 DNA 聚合酶最适反应温度（72℃左右），DNA 聚合酶沿着磷酸到五碳糖（5′→3′）的方向合成互补链。该技术是一种用于放大扩增特定的 DNA 片段的分子生物学手段，它可看作是生物体外的特殊 DNA 复制，PCR 的最大特点，是能将微量的 DNA 大幅增加。PCR 技术于 1983 年由美国 Mullis 首先提出设想，1985 年由其发明了聚合酶链反应，即简易 DNA 扩增法，PCR 目前已发展到以微滴化处理步骤为主要特征的第三代技术，并且该技术已用于丝虫病、锥虫病、利什曼病和弓形虫病等寄生虫病的诊断。

（3）DNA 微阵列　DNA 微阵列（DNA microarray）又称 DNA 阵列或 DNA 芯片，比较通俗的名字是基因芯片（gene chip）。它是一块带有 DNA 微阵列（micorarray）涂层的特殊玻璃片，在数平方厘米的面积上安装数千或数万个核酸探针，经由一次测验，即可提供大量基因序列相关资讯。它是基因组学和遗传学研究的工具。研究人员应用基因芯片就可以在同一时间定量分析大量（成千上万个）的基因表达的水平，具有快速、精确、低成本的生物分析检验能力。DNA 微阵列类型包括 Stanford 型、原位合成法、微珠布放法和 qPCR array 4 种。

目前已商业化的芯片有：①DNA 微阵列（DNA－microarray）：检测样本的基因组 DNA，作为基因型别鉴定之检测；②cDNA 微阵列（cDNA－microarray）：或称 expression array，将样本中的 mRNA 转为 cDNA 后进行检测，作为基因表达程度之检测与比较；③miRNA 微阵列（miRNA－microarray）：检测 miRNA 相关的基因调控机制；④ChIP－chip：染色质免疫共沉淀－芯片（chromatin immunoprecipitation on chip）；⑤高通量核酸定序芯片：合并特殊 PCR 反应及微阵列侦测技术，作为基因定序之用；⑥临床检测微管芯片：将低密度微阵列附于特制检验管底部，用以检测特定病原或癌症指标的试剂组；⑦CGH 芯片：染色体芯片（array comparative genomic hybridization，aCGH；或称 chromosomal microarray analysis，CMA）；⑧SNP 芯片：可检测基因多型性（polymorphisms）；⑨基因甲基化芯片：检测 DNA 被甲基化修饰程度。

（崔　昱　秦元华）

三、寄生虫标本的类别与技术操作

（一）标本类别与观察方法

寄生虫标本一般分为玻片标本（包括封片标本和染色标本）、小瓶装标本、针插标本、活体标本和大体（病理）标本（福尔马林固定标本或浸制标本）5 类。在观察这 5 类标本时，应注意采用不同的观察方法进行学习。

1. 玻片标本

它们是要求观察和掌握的主要标本。这些体积较小的蠕虫卵、幼虫、成虫和原虫等，分别采用不同方法封制而成。要求观察的方法如下。

笔记

首先应注意玻片标本内封装的内容是虫卵、虫体、部分虫体，还是组织压片或病理切片等。注意标本的正反面。对于较大的虫体，需用放大镜或解剖镜进行观察。如需使用显微镜观察，应先在低倍镜下找到观察标本，并将其移至视野中，然后依次转换高倍镜或油镜下进行详细的观察。原虫标本很小，需要在油镜下观察才能辨清其形态结构。

由于不同种类寄生虫标本厚薄和颜色深浅有所不同，虫体大小亦不同，在观察这些玻片标本时，应随时注意调节显微镜的光线和不同的放大倍数，以求能清晰观察到每一种标本的外部形态和内部结构。

观察显微镜下标本时，必须按照图 1－1 所标明的标本顺序观察法，仔细进行标本观察，避免遗漏，影响被检结果的准确性。

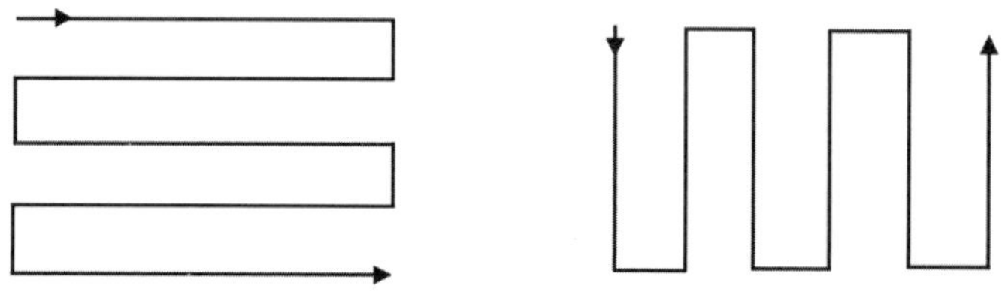

图 1－1　标本顺序观察法示意图

对教室内展示的示教标本，因老师已将标本展示在显微镜视野中央，同学在观察时，请勿随意移动玻片，以免影响其他同学观察学习。

2. 小瓶装标本

为封装小型虫体、部分虫体或中间宿主等，这类标本主要观察要求：注意虫体大小、形状和颜色等，应与活体寄生虫标本相比较。

3. 针插标本

一般为昆虫标本，装在透明玻璃管中或平皿中，用肉眼或放大镜观察，了解这些昆虫的外部基本形态结构。

4. 活体标本

为实验室保存的活体寄生虫标本。这类标本观察的主要内容是：注意在活体状态下，虫体形状、大小、颜色和运动状态等，应与小瓶装死亡固定以后的标本相比较。

5. 大体（病理）标本

主要为较大的寄生虫虫体、中间宿主和一些寄生虫所致大体病理标本。这些标本可用肉眼或用放大镜进行观察。观察这类标本时，首先要辨认是哪种寄生虫、虫期和器官组织，然后仔细观察其形态、大小、颜色和结构，结合其致病与诊断，进行系统理论和实验的学习。如果是大体病理标本，应联系寄生虫的致病机制，仔细观察其所致病理改变的特征，并且与其他寄生虫所致疾病进行鉴别。

（二）实验技术操作

指寄生虫检验学实验过程中涉及的各种技术操作，包括对粪便、血液或体液和活体动物各种寄生虫感染的检测方法。这些检测方法要求学生掌握实验标本的采集、标本处理、标本染色、标本制作、标本检测和标本观察等方法，以及寄生虫阳性动物模型制作等技术。学生在实验过程中，必须按照实验指导和带教老师的要求，首先对实验设计的原理进行了解，然后熟悉每个实验环节。在操作的过程中，有目的地按要求认真进行操作。遇有不懂的问题及时请教老师或左右同学，所得实验结果要仔细认真加以分析，最后做出结论。实验结束后，要及时认真地处理实验后所有的污物和废弃物，尤其要注意对传染性废弃物严格管理，要避免实验过程中粪便、血液和其他体液对实验室与实验环境的污染。

目前，各学校多媒体互动学习平台及视频教学应用非常广泛，这些教学设施和教学手段的应用使得教学内容丰富多彩、图像生动活泼、信息量很大，可帮助同学拓展视野，教师和学生应充分利用这一宝贵教学资源进行教学和实验学习。

（崔　昱　秦元华）

四、寄生虫学绘图方法

绘图在寄生虫学实验报告中是很重要的。对寄生虫标本绘图，需按照生物学绘图的原则，这是寄生虫学基本技能训练的内容之一。进行绘图前应多观察几个视野，寻找结构特征明显的标本，例如，周围杂质少，能清晰地看到边界和内部结构，虫卵卵盖、棘状突起、卵内幼虫和细胞等，仔细观察，抓住标本的主要特征，再下笔描绘，力求做到真实准确。一般是先用铅笔勾勒出虫卵或虫体的整体轮廓和内部重要结构的位置、相对大小和形态，然后反复观察，修订外形，再强化细节和结构层次。

特别注意以下几点。

1. 形体正确

反复观察、准确描绘标本的外部形态和内部结构，以取得较深印象。

2. 比例正确

按一定比例描绘出标本的大小、长短和各器官的位置，尽量与实物相符合。

3. 倍数正确

用目镜的放大倍数乘以物镜的放大倍数，等于该显微镜的放大倍数。例如观察蛔虫虫卵，目镜为 $10\times$，低倍物镜为 $10\times$，那么蛔虫卵在低倍镜下的放大倍数为 $10\times10=100$ 倍，即 10×10 放大为 $100\times$。高倍镜上刻有 $40\times$，蛔虫卵在高倍镜下的放大倍数为 $10\times40=400$ 倍。观察原虫标本需用油镜，油镜上刻有 $100\times$，油镜下的放大倍数为 $10\times100=1000$ 倍。

4. 色彩正确

绘蠕虫虫卵和虫体图一般用黑色铅笔，而且要求以线和点构成轮廓图，不得用涂抹阴影的方法作图。线条要光滑，无重叠现象。对某些原虫则按染色标本的实际颜色作图。

5. 标字规格

每图各部分结构用铅笔注明、标明时，须由所欲标注各部分引出直线，将其名称注于线的末端，所画之线须与绘图纸的上下边缘平行，字须横列，楷书。

五、光学显微镜的使用和维护

1. 光学显微镜的基本构造及功能

（1）机械部分

镜筒：为安装在光镜最上方或镜臂前方的圆筒状结构，其上端装有目镜，下端与物镜转换器相连。根据镜筒的数目，光镜可分为单筒式或双筒式两类。单筒光镜又分为直立式和倾斜式两种。而双筒式光镜的镜筒均为倾斜的。镜筒直立式光镜的目镜与物镜的中心线互成 45 度角，在其镜筒中装有能使光线折转 45 度的棱镜。

物镜转换器：又称物镜转换盘，是安装在镜筒下方的一圆盘状构造，可以按顺时针或逆时针方向自由旋转。其上均匀分布有 3 ~ 4 个圆孔，用以装载不同放大倍数的物镜。转动物镜转换盘可使不同的物镜到达工作位置（即与光路合轴）。使用时注意凭手感使所需物镜准确到位。

镜臂：为支持镜筒和镜台的弯曲状构造，是取用显微镜时握拿的部位。镜筒直立式光镜在镜臂与其下方的镜柱之间有一倾斜关节，可使镜筒向后倾斜一定角度以方便观察，但使用时倾

笔记

斜角度不应超过45度，否则显微镜则由于重心偏移容易翻倒。在使用临时装片时，千万不要倾斜镜臂，以免液体或染液流出，污染显微镜。

调焦器：也称调焦螺旋，为调节焦距的装置，位于镜臂的上端（镜筒直立式光镜）或下端（镜筒倾斜式光镜），分粗调螺旋（大螺旋）和细调螺旋（小螺旋）两种。粗调螺旋可使镜筒或载物台以较快速度或较大幅度的升降，能迅速调节好焦距使物像呈现在视野中，适于低倍镜观察时的调焦。而细调螺旋只能使镜筒或载物台缓慢或较小幅度的升降（升或降的距离不易被肉眼观察到），适用于高倍镜和油镜的聚焦或观察标本的不同层次，一般在粗调螺旋调焦的基础上再使用细调螺旋，精细调节焦距。

有些类型的光镜，粗调螺旋和细调螺旋重合在一起，安装在镜柱的两侧。左右侧粗调螺旋的内侧有一窄环，称为粗调松紧调节轮，其功能是调节粗调螺旋的松紧度（向外转偏松，向内转偏紧）。另外，在左侧粗调螺旋的内侧有一粗调限位环凸柄，当用粗调螺旋调准焦距后向上推紧该柄，可使粗调螺旋限位，此时镜台不能继续上升但细调螺旋仍可调节。

载物台：也称镜台，是位于物镜转换器下方的方形平台，是放置被观察的玻片标本的地方。平台的中央有一圆孔，称为通光孔，来自下方光线经此孔照射到标本上。

在载物台上通常装有标本移动器（也称标本推进器），移动器上安装的弹簧夹可用于固定玻片标本，另外，转动与移动器相连的两个螺旋可使玻片标本前后左右地移动，这样寻找物像时较为方便。

在标本移动器上一般还附有纵横游标尺，可以计算标本移动的距离和确定标本的位置。游标尺一般由主标尺（A）和副标尺（B）组成（图1－2）。副标尺的分度为主标尺的9/10。使用时先看到标尺的0点位置，再看主副标尺刻度线的重合点即可读出准确的数值。

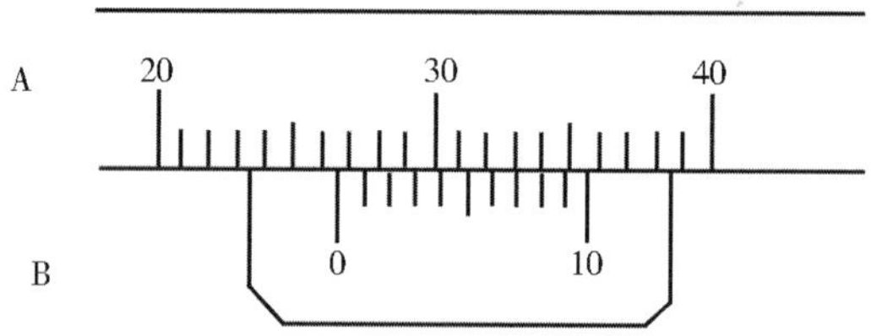

图1－2　游标尺的使用方法示意图

镜柱：为镜臂与镜座相连的短柱。

镜座：位于显微镜最底部的构造，为整个显微镜的基座，用于支持和稳定镜体。有的显微镜在镜座内装有照明光源等构造。

（2）光学系统部分　光镜的光学系统主要包括物镜、目镜和照明装置（反光镜、聚光器和光圈等）。

目镜：又称接目镜，安装在镜筒的上端，起着将物镜所放大的物像进一步放大的作用。每个目镜一般由两个透镜组成，在上下两透镜（即接目透镜和会聚透镜）之间安装有能决定视野大小的金属光阑——视场光阑，此光阑的位置即是物镜所放大实像的位置，故可将一小段头发黏附在光阑上作为指针，用以指示视野中的某一部分供他人观察。另外，还可在光阑的上面安装目镜测微尺。每台显微镜通常配置2～3个不同放大倍率的目镜，常见的有5×、10×和15×（×表示放大倍数）的目镜，可根据不同的需要选择使用，最常使用的是10×目镜。

物镜：也称接物镜，安装在物镜转换器上。每台光镜一般有3～4个不同放大倍率的物镜，每个物镜由数片凸透镜和凹透镜组合而成，是显微镜最主要的光学部件，决定着光镜分辨力的高低。常用物镜的放大倍数有10×、40×和100×等几种。一般将8×或10×的物镜称为低倍镜（而将5×以下的叫作放大镜）；将40×或45×的称为高倍镜；将90×或100×的称为油镜

笔记

（这种镜头在使用时需浸在镜油中）。

在每个物镜上通常都刻有能反映其主要性能的参数，主要有放大倍数和数值孔径（如10/0.25、40/0.65 和100/1.25），该物镜所要求的镜筒长度和标本上的盖玻片厚度（160/0.17，单位 mm）等，另外，在油镜上还常标有“油”或“Oil”的字样。

油镜在使用时需要用香柏油或石蜡油作为介质，这是因为油镜的透镜和镜孔较小，而光线要通过载玻片和空气才能进入物镜中，玻璃与空气的折光率不同，使部分光线产生折射而损失掉，导致进入物镜的光线减少，而使视野暗淡，物像不清。在玻片标本和油镜之间填充折射率与玻璃近似的香柏油或石蜡油时（玻璃、香柏油和石蜡油的折射率分别为1.52、1.51、1.46，空气为1），可减少光线的折射，增加视野亮度，提高分辨率。物镜分辨力的大小取决于物镜的数值孔径（numerial aperture，N. A.），N. A. 又称为镜口率，其数值越大，则表示分辨力越高。

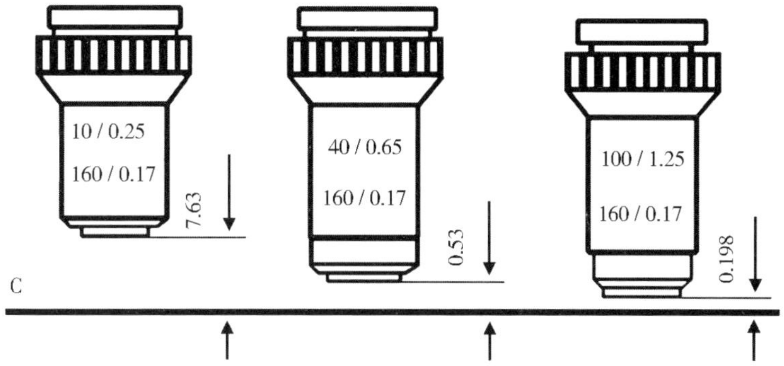

图1－3　物镜的性能参数及工作距离

C线为盖玻片的上表面，10×物镜的工作距离为7.63mm；40×物镜的工作距离为0.53mm；40×物镜的工作距离为0.198mm；10/0.25、40/0.65、100/1.25表示镜头的放大倍数和数字孔径。160/0.17表示显微镜的机械镜筒长度（标本至目镜的距离）和盖玻片的厚度。即镜筒长度为160mm，盖玻片厚度为0.17mm。

不同的物镜有不同的工作距离（图1－3，表1－1）。所谓工作距离是指显微镜处于工作状态（焦距调好、物像清晰）时，物镜最下端与盖玻片上表面之间的距离。物镜的放大倍数与其工作距离成反比。当低倍镜被调节到工作距离后，可直接转换高倍镜或油镜，只需要用细调螺旋稍加调节焦距便可见到清晰的物像，这种情况称为同高调焦。

不同放大倍数的物镜也可从外形上加以区别，一般来说，物镜的长度与放大倍数成正比，低倍镜最短，油镜最长，而高倍镜的长度介于两者之间。

表1－1　标准物镜的性质

放大倍数	数字孔径	工作距离（mm）
10	0.20	6.5
20	0.50	2.0
40	0.65	0.6
100	1.25	0.2

聚光器：位于载物台的通光孔的下方，由聚光镜和光圈构成，其主要功能是光线集中到所要观察的标本上。聚光镜由2~3个透镜组合而成，其作用相当于一个凸透镜，可将光线汇集成束。在聚光器的左下方有一调节螺旋可使其上升或下降，从而调节光线的强弱，升高聚光器可使光线增强，反之则光线变弱。

光圈也称为彩虹阑或孔径光阑，位于聚光器的下端，是一种能控制进入聚光器的光束大小的可变光阑。它由十几张金属薄片组合排列而成，其外侧有一小柄，可使光圈的孔径开大或缩

笔记

小，以调节光线的强弱。在光圈的下方常装有滤光片框，可放置不同颜色的滤光片。

反光镜：位于聚光镜的下方，可向各方向转动，能将来自不同方向的光线反射到聚光器中。反光镜有两个面，一面为平面镜，另一面为凹面镜，凹面镜有聚光作用，适于较弱光和散射光下使用，光线较强时则选用平面镜（现在有些新型的光学显微镜都有自带光源，而没有反光镜；有的两者都配置）。

2. 光学显微镜的使用方法

（1）准备　将显微镜小心地从镜箱中取出（移动显微镜时应以右手握住镜臂，左手托住镜座），放置在实验台的偏左侧，以镜座的后端离实验台边缘约6～10cm为宜。首先检查显微镜的各个部件是否完整和正常。如果是镜筒直立式光镜，可使镜筒倾斜一定角度（一般不应超过45度）以方便观察（观察临时装片时禁止倾斜镜臂）。

（2）低倍镜的使用方法

对光：打开实验台上的工作灯（如果是自带光源显微镜，这时应该打开显微镜上的电源开关），转动粗调螺旋，使镜筒略升高（或使载物台下降），调节物镜转换器，使低倍镜转到工作状态（即对准通光孔），当镜头完全到位时，可听到轻微的扣碰声。

打开光圈并使聚光器上升到适当位置（以聚光镜上端透镜平面稍低于载物台平面的高度为宜）。然后用左眼向着目镜内观察（注意两眼应同时睁开），同时调节反光镜的方向（自带光源显微镜，调节亮度旋钮），使视野内的光线均匀、亮度适中。

放置玻片标本：将玻片标本放置到载物台上用标本移动器上的弹簧夹固定好（注意：使有盖玻片或有标本的一面朝上），然后转动标本移动器的螺旋，使需要观察的标本部位对准通光孔的中央。

调节焦距：用眼睛从侧面注视低倍镜，同时用粗调螺旋使镜头下降（或载物台上升），直至低倍镜头距玻片标本的距离小于0.6cm（注意操作时必须从侧面注视镜头与玻片的距离，以避免镜头碰破玻片）。然后在目镜上观察，同时慢慢转动粗调螺旋使镜筒上升（或使载物台下降）直至视野中出现物像为止，再转动细调螺旋，使视野中的物像最清晰。

如果需要观察的物像不在视野中央，甚至不在视野内，可用标本移动器前后、左右移动标本的位置，使物像进入视野并移至中央。在调焦时如果镜头与玻片标本的距离已超过了1cm还未见到物像时，应严格按上述步骤重新操作。

（3）高倍镜的使用方法　在使用高倍镜观察标本前，应先用低倍镜寻找到需观察的物像，并将其移至视野中央，同时调准焦距，使被观察的物像最清晰。转动物镜转换器，直接使高倍镜转到工作状态（对准通光孔），此时，视野中一般可见到不太清晰的物像，只需调节细调焦螺旋，一般都可使物像清晰。

在从低倍镜准焦的状态下直接转换到高倍镜时，有时会发生高倍物镜碰擦玻片而不能转换到位的情况（这种情况，主要是高倍镜、低倍镜不配套，即不是同一型号的显微镜上的镜头），此时不能硬转，应检查玻片是否放反、低倍镜的焦距是否调好以及物镜是否松动等情况后重新操作。如果调整后仍不能转换，则应将镜筒升高（或使载物台下降）后再转换，然后在眼睛的注视下使高倍镜贴近盖玻片，再一边观察目镜视野，一边用粗调螺旋使镜头极其缓慢地上升（或载物台下降），看到物像后再用细调螺旋准焦。

由于制造工艺上的原因，许多显微镜的低倍镜视野中心与高倍镜的视野中心往往存在一定的偏差（即：低倍镜与高倍镜的光轴不在一条直线上），因此，在从低倍镜转换高倍镜观察标本时常会给观察者迅速寻找标本造成一定困难。为了避免这种情况的出现，帮助观察者在高倍镜下能较快找到所需放大部分的物像，可事先利用羊毛交叉装片标本来测定所用光镜的偏心情况，并绘图记录制成偏心图。具体操作步骤如下：① 用在高倍镜下找到羊毛交叉点并将其移至视野中心；② 换低倍镜观察羊毛交叉点是否还位于视野中央，如果偏离视野中央，其所在的位置就是偏心位置；③ 将前面两个步骤反复操作几次，以找出准确的偏心位置，并绘出偏心图。当光镜的偏心点找出之后，在使用该显微镜的高倍镜观察标本时，事先可在低倍镜下将需进一步放大的部位移至偏心位置处，再转换高倍镜观察时，所需的观察目标就正好在视野中央。

笔记

（4）油镜的使用方法　用高倍镜找到所需观察的标本物像，并将需要进一步放大的部分移至视野中央。将聚光器升至最高位置并将光圈开至最大（因油镜所需光线较强）。转动物镜转换盘，移开高倍镜，往玻片标本上需观察的部位（载玻片的正面，相当于通光孔的位置）滴一滴香柏油（折光率1.51）或石蜡油（折光率1.47）作为介质，然后在眼睛的注视下，使油镜转至工作状态。此时油镜的下端镜面一般应正好浸在油滴中。

左眼注视目镜中，同时小心而缓慢地转动细调螺旋（注意：这时只能使用微调节螺旋，千万不要使用粗调节螺旋）使镜头微微上升（或使载物台下降），直至视野中出现清晰的物像。操作时不要反方向转动细调节螺旋，以免镜头下降压碎标本或损坏镜头。

油镜使用完后，必须及时将镜头上的油擦拭干净。操作时先将油镜升高1cm，并将其转离通光孔，先用干擦镜纸揩擦一次，把大部分的油去掉，再用沾有少许清洁剂或二甲苯的擦镜纸擦一次，最后再用干擦镜纸揩擦一次。至于玻片标本上的油，如果是有盖玻片的永久制片，可直接用上述方法擦干净；如果是无盖玻片的标本，则盖玻片上的油可用拉纸法揩擦，即先把一小张擦镜纸盖在油滴上，再往纸上滴几滴清洁剂或二甲苯。趁湿将纸往外拉，如此反复几次即可干净。

3. 使用显微镜应注意的事项

（1）取用显微镜时，应一手紧握镜臂，一手托住镜座，不要用单手提拿，以避免目镜或其他零部件滑落。

（2）自带光源显微镜，先要检查电源线插头与显微镜的接口有没有插紧。调光开关应从小到大调节光的强度，应同时调节聚光镜，达到合适的光强度，避免光源长时间处于最大强度，缩短使用寿命。使用结束前，要把光亮度调到最小位置。

（3）在使用镜筒直立式显微镜时，镜筒倾斜的角度不能超过45度，以免重心后移使显微镜倾倒。在观察带有液体的临时装片时，不要使用倾斜关节，以避免由于载物台的倾斜而使液体流到显微镜上。

（4）不可随意拆卸显微镜上的零部件，以免发生丢失损坏或使灰尘落入镜内。

（5）显微镜的光学部件不可用纱布、手帕、普通纸张或手指揩擦，以免磨损镜面，需要时只能用擦镜纸轻轻擦拭。机械部分可用纱布等擦拭。

（6）在任何时候，特别是使用高倍镜或油镜时，都不要一边在目镜中观察，一边下降镜筒（或上升载物台），以避免镜头与玻片相撞，损坏镜头或玻片标本。

（7）显微镜使用完后应及时复原。先升高镜筒（或下降载物台），取下玻片标本，使物镜转离通光孔。如镜筒、载物台是倾斜的，应恢复直立或水平状态。然后下降镜筒（或上升载物台），使物镜与载物台相接近。垂直反光镜，下降聚光器，关小光圈，最后放回镜箱中锁好。

（8）在利用显微镜观察标本时，要养成两眼同时睁开，双手并用（左手操纵调焦螺旋，右手操纵标本移动器）的习惯，必要时应一边观察一边计数或绘图记录。

4. 显微镜的维护

（1）经常性的维护　①防潮：要选择干燥的房间存放显微镜，存放地点也应离墙、离地、远离湿源，显微镜箱内应放置1～2袋硅胶作干燥剂，并经常对硅胶进行烘烤，在其颜色变粉红后，应及时烘烤，烘烤后再继续使用；②防尘；③防腐蚀：显微镜不能和具有腐蚀性的化学试剂放在一起，如硫酸、盐酸、强碱等；④防热：防热的目的主要是为了避免热胀冷缩引起镜

笔记

片的开胶与脱落。

（2）光学系统的擦拭　平时对显微镜的各光学部分的表面，用干净的毛笔清扫或用擦镜纸擦拭干净即可。在镜片上有抹不掉的污物、油渍或手指印时，镜片生霉、生雾以及长期停用后复用时，都需要先进行擦拭再使用。

擦拭范围：目镜和聚光镜允许拆开擦拭。物镜因结构复杂，装配时又要专门的仪器来校正才能恢复原有的精度，故严禁拆开擦拭。

拆卸目镜和聚光镜时，要注意以下几点：①小心谨慎；②拆卸时，要标记各元件的相对位置（可在外壳上划线作标记）、相对顺序和镜片的正反面，以防重装时弄错；③操作环境应保持清洁、干燥。拆卸目镜时，只要从两端旋出上下两块透镜即可。目镜内的视场光栏不能移动。否则，会使视场界线模糊。聚光镜旋开后严禁进一步分解其上透镜。因其上透镜是油浸的，出厂时经过良好的密封，再分解会破坏它的密封性能而损坏。

擦拭方法：先用干净的毛笔或吹风球除去镜片表面的灰尘。然后用干净的绒布从镜片中心开始向边缘作螺旋形单向运动。擦完一次把绒布换一个地方再擦，直至擦净为止。如果镜片上有油渍、污物或指印等擦不掉时，可用柳枝条裹上脱脂棉，蘸少量酒精和乙醚混合液（酒精80%，乙醚20%）擦拭。如果有较重的霉点或霉斑无法除去时，可用棉签蘸水润湿后粘上碳酸钙粉（含量为99%以上）进行擦拭。擦拭后，应将粉末清除干净。镜片是否擦净，可用镜片上的反射光线进行观察检查。要注意的是，擦拭前一定要将灰尘除净。否则，灰尘中的砂粒会将镜面划起沟纹。不准用毛巾、手帕、衣服等去擦拭镜片。酒精乙醚混合液不可用得太多，以免液体进入镜片的粘接部使镜片脱胶。镜片表面有一层紫蓝色的透光膜，不要误作污物将其擦去。

（3）机械部分的擦拭　表面涂漆部分，可用布擦拭。但不能使用酒精、乙醚等有机溶剂擦，以免脱漆。没有涂漆的部分若有锈，可用布蘸汽油擦去。擦净后重新上好防护油脂即可。

（胡旭初）

第二章　基础性实验

实验一　线 虫 I

(一) 似蚓蛔线虫 (*Ascaris lumbricoides*)

【目的与要求】

1. 掌握受精及未受精蛔虫卵形态特点。
2. 掌握粪便直接涂片法。
3. 熟悉蛔虫寄生部位、感染阶段及致病情况。
4. 了解蛔虫病的流行因素及防治原则。

【要点解析】

1. 生活史 (图示)

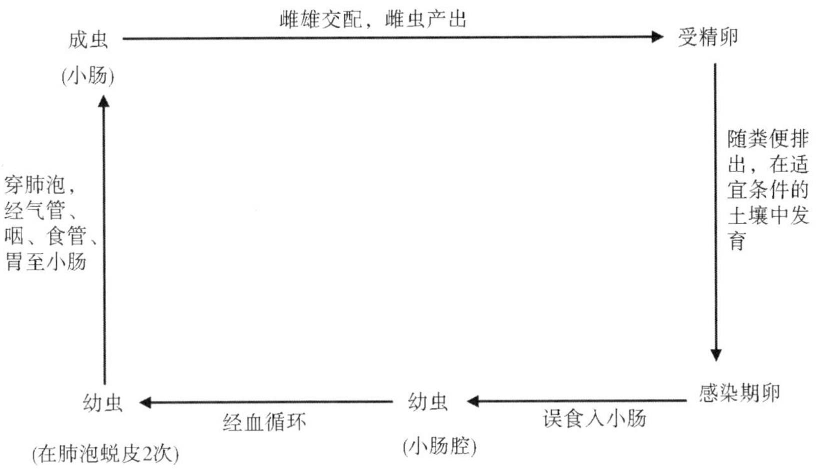

2. 要点

(1) 生活史　简单，不需要中间宿主。

(2) 感染阶段　感染期卵，随宿主粪便排出的受精卵，在温暖、潮湿、荫蔽、富有氧气的土壤中发育为感染期卵，时间约 3 周。

(3) 感染途径　经口误食或误饮被感染期卵污染的食物或水。

(4) 寄生部位　成虫寄生于小肠，主要在空肠。

(5) 幼虫和成虫　幼虫在人体内有肠外移行过程，约经 2 ~2.5 个月发育为成虫。成虫自然寿命约 1 年。

(6) 致病阶段　在蛔虫感染过程中，幼虫和成虫均可对宿主造成损害，主要致病期是成虫。

(7) 诊断依据　粪便中查到虫卵或成虫是蛔虫感染的病原诊断依据。

(8) 蛔虫病防治　驱虫 (阿苯达唑)，养成良好的卫生习惯。

笔记

【实验指导及技术操作】

1. 示教内容

（1）受精蛔虫卵（玻片标本，彩图1） ①形状：宽椭圆形；②大小：约为(45～75)μm×(35～50)μm；③卵壳特点：表面有一层凹凸不平的蛋白质膜，卵壳厚，由三层组成，自内向外分为受精膜、壳质层和蛔苷层；④颜色：新鲜粪便中虫卵的蛋白质膜因受宿主胆汁染色呈棕黄色；⑤虫卵内含物：内含一个大而圆的卵细胞，卵细胞与卵壳之间有半月形空隙。

（2）未受精蛔虫卵（玻片标本，彩图2） ①形状：长椭圆形，有时其形状不甚规则；②大小：约(88～94)μm×(39～44)μm；③颜色：棕黄色；④卵壳特点：蛋白质膜与卵壳均较受精卵薄，无蛔苷层；⑤虫卵内含物：内充满折光性强的卵黄颗粒。

（3）脱蛋白质膜卵（玻片标本） 受精卵及未受精卵排出体外后，有时其外面的蛋白质膜已脱落，此时虫卵无色透明，观察时应注意勿与其他虫卵和植物细胞相混淆。

（4）感染性蛔虫卵（玻片标本） 镜下见卵内含一条卷曲的幼虫，其他同受精蛔虫卵。

（5）成虫大体标本（示教标本） ①形状：长圆柱状，两端较细，外形似蚯蚓；②大小：雌虫较大，长约20～35cm，尾部钝圆而直。雄虫较小，长约15～31cm，尾部向腹面卷曲，有一对镰状交合刺；③颜色：活时呈粉红色或微黄色，死后或经福尔马林固定后呈灰白色；④体表特征：虫体体表有横纹，两侧各有一条侧线。虫体顶端口孔周围有三个品字形排列的唇瓣（背唇瓣1个较大，亚腹唇瓣2个略小），唇瓣内缘具细齿，侧缘各有小乳突1对，为感觉器官。

（6）成虫内部结构（示教标本） 从虫体解剖标本中肉眼可以看到，虫体体腔内除一条直的消化管外，其余均为生殖器官，无论是子宫，还是卵巢都呈管状结构，雌性生殖系统为双管型，雄虫生殖系统为单管型。

（7）病理标本（示教浸制大体标本或病理切片标本） ①蛔虫性肠梗阻：蛔虫扭结成团，完全或部分阻塞肠道；②蛔虫性阑尾炎：可见蛔虫钻入阑尾；③胆道蛔虫病：可见蛔虫钻入胆道、胆囊，严重的可见钻入肝脏；④蛔蚴性肺损伤（小鼠蛔蚴性肺炎动物模型）：肉眼可见肺表面出血瘀斑；⑤蛔蚴性肺炎（病理切片）：可见肺组织中幼虫，其周围有大量细胞浸润。

2. 病原学检查 粪中查见虫卵或虫体为确诊依据。生理盐水涂片法查虫卵是检查蛔虫病最常用的粪检方法。

（1）原理 将粪便涂成薄片，借助显微镜观察病原体。

（2）材料 载玻片、竹签、生理盐水、显微镜。

（3）方法 ①取载玻片1张，在玻片中央滴生理盐水1滴，用竹签取火柴头大小的粪便，在生理盐水中混匀，摊开呈薄膜状，薄膜厚度以透过其能看到课本上字迹为宜；②显微镜下观察：一般在低倍镜下观察，如需用高倍镜观察，需加盖片；③观察完毕后，将玻片放于消毒缸中。

（4）注意事项 ①玻片应清洁无油，拿玻片时应用手指夹着玻片的边缘，勿以指面接触玻片面，以避免油渍污染；②粪膜厚薄适当，以透过粪膜能见到书本上的字迹为宜；③观察结果应按一定顺序，以免遗漏，热天要注意观察的速度，以防粪膜干燥，影响结果的观察；④正确使用显微镜，低倍镜转高倍镜时须注意勿使粪膜污染镜头；⑤用过的竹签、玻片、粪纸包等务必投入指定的容器内，养成防污染的习惯。

【实验报告】

1. 绘制蛔虫受精卵及未受精卵图。
2. 简述生理盐水涂片法技术的操作过程。

（二）毛首鞭形线虫（*Trichuris trichiura*）

【目的与要求】

1. 掌握鞭虫虫卵形态特点。
2. 熟悉鞭虫成虫形态特点。
3. 了解鞭虫病的流行因素及防治原则。

【要点解析】

1. 生活史（图示）

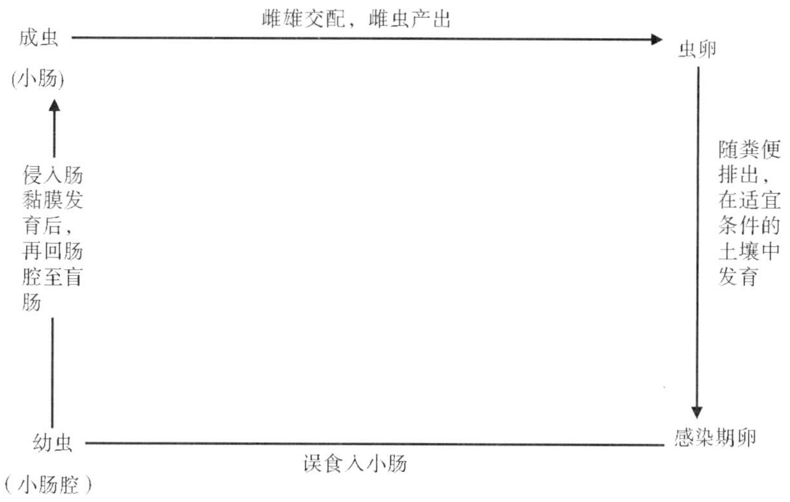

2. 要点

（1）生活史　简单，不需要中间宿主。

（2）感染阶段　感染期卵。

（3）感染途径　经口食入或饮入被感染期卵污染的食物或生水而感染。

（4）寄生部位　成虫寄生于人体回盲部。

（5）致病阶段　成虫。

（6）诊断依据　粪便中查到虫卵是鞭虫感染的病原诊断依据。

【实验指导及技术操作】

1. 示教内容

（1）虫卵（玻片标本，彩图3）　①形状：纺锤形；②大小：约为(50～54)μm×(22～23)μm；③颜色：棕黄色；④卵壳特点：卵壳厚，两端各有一塞状透明栓；⑤虫卵内含物：新鲜粪便中所见到的虫卵内含一个受精的卵细胞。

（2）成虫（液浸标本）　①形状：用肉眼观察成虫的外部形态特征，外形似马鞭形，前2/3细长，后1/3较粗，咽管细长；②大小：雌虫长35～50cm，尾端钝圆，雄虫长30～45cm，尾端向腹面呈环形卷曲，末端有一交合刺；③两性生殖系统均为单管型。

（3）病理标本（示教浸制大体标本）　①鞭虫寄生于结肠壁（注意鞭虫的寄生方式）；②病变肠壁上的虫体寄生处，肉眼可见以虫体为中心的肠壁组织呈环形隆起、充血；③虫体后1/3粗端游离在肠壁外，虫体前2/3细段插入肠黏膜内。注意事项：提醒在临床实际工作中，千万不要硬性拉拽虫体，以免虫体拉断，虫体细端残留在肠壁内，加重肠壁炎症症状。

2. 病原学检查

生理盐水涂片法。方法见蛔虫病原学检查。

【实验报告】

绘制鞭虫卵图。

（三）蠕形住肠线虫（*Enterobius vermicularis*）

【目的与要求】

1. 掌握蛲虫虫卵形态特点。
2. 掌握诊断蛲虫病的技术方法。
3. 熟悉蛲虫成虫形态特点。
4. 了解蛲虫病的流行因素及防治原则。

【要点解析】

1. 生活史（图示）

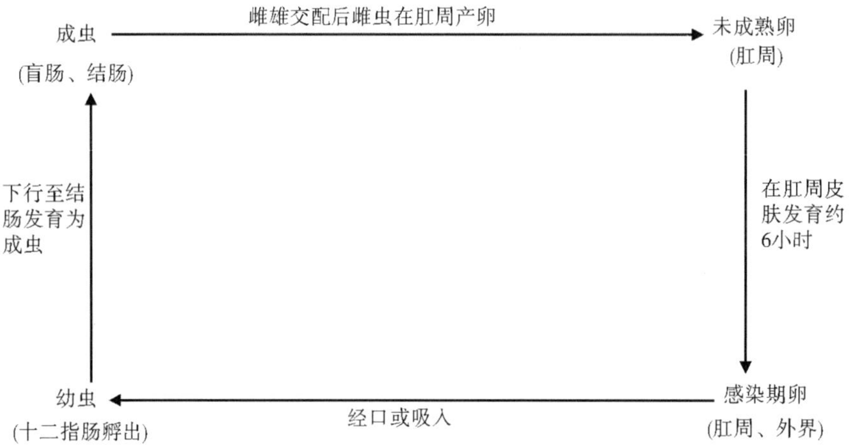

2. 要点

（1）生活史　简单，不需要中间宿主，也不需要在外界土壤中发育，人是唯一传染源。

（2）感染阶段　感染期卵。

（3）感染途径　主要经口感染，可通过肛门—手—口感染；间接接触感染和吸入感染；逆行感染。

（4）寄生部位　成虫寄生于人体的盲肠、阑尾、结肠、直肠以及回肠下段，也可出现在小肠上段甚至胃及食管等处。

（5）雄虫　雌雄成虫交配后雄虫立即死亡。

（6）雌虫　有特殊的产卵习性，常在夜间宿主睡眠后，移行至肛门周围产卵，产出的虫卵很快发育为感染期卵。

（7）致病阶段　成虫。

（8）诊断依据　肛周查获虫卵或成虫是蛲虫感染的病原诊断依据，首选诊断方法为透明胶纸法或棉签拭子法。

【实验指导及技术操作】

1. 示教内容

（1）虫卵（玻片标本，彩图4）　①形状：椭圆形；②大小：(50～60)μm×(20～30)μm；③颜色：无色透明；④卵壳特点：两侧不对称，一侧平，一侧稍凸出，双层卵壳；⑤虫卵内含物：初产卵有蝌蚪期胚胎，经短时发育即为含幼虫卵。

注意事项：①用低倍镜观察，注意光线不宜太强；②与钩虫卵及无蛋白膜蛔虫卵的鉴别。

（2）成虫（液浸标本）　①长约1cm；②乳白色；③虫体中部因充盈虫卵的子宫使外形呈

长纺锤形，后1/3直而尖。

（3）成虫（染色玻片标本）　①雌虫长8～13mm，宽0.3～0.5mm，虫体中部较膨大，略呈长纺锤形，尾尖而直。雄虫长2～5mm，宽0.1～0.2mm，后端向腹面卷曲，有尾翼及数对乳突；②注意观察蛲虫虫体的特征性结构头翼和食管球，是虫体鉴定的主要依据。低倍镜下可见虫体头端两侧角皮膨胀呈翼状，半透明，称头翼；食管末端膨大呈球形，称为食管球。

2. 病原学检查　透明胶纸粘贴法是确诊蛲虫病的首选方法。

（1）原理　蛲虫在肛周产卵，故利用胶纸粘取虫卵进行检查。

（2）材料　透明胶纸带、载玻片、显微镜。

（3）方法　取一段狭长的玻璃胶纸，平粘于载玻片上。使用时拉起一端胶纸，翻转在载玻片的另一端，在肛门周围粘几下，然后将胶面平铺于载玻片上，低倍镜下检查。

（4）注意事项　①清晨起床后：在未排便之前检查；②胶纸与玻片之间有许多气泡时，镜检前可揭起胶纸，滴少量生理盐水后将胶纸平铺再镜检。

【实验报告】

1. 绘蛲虫卵图。
2. 透明胶纸粘贴法技术操作。

（四）十二指肠钩口线虫和美洲板口线虫（*Ancylostoma duodenale*；*Necator americanus*）

【目的与要求】

1. 掌握两种钩虫成虫的形态特点和鉴别要点。
2. 掌握钩虫虫卵形态特点。
3. 熟悉钩虫的寄生部位、感染阶段及致病情况。
4. 了解钩虫病的流行因素及防治原则。

【要点解析】

1. 生活史（图示）

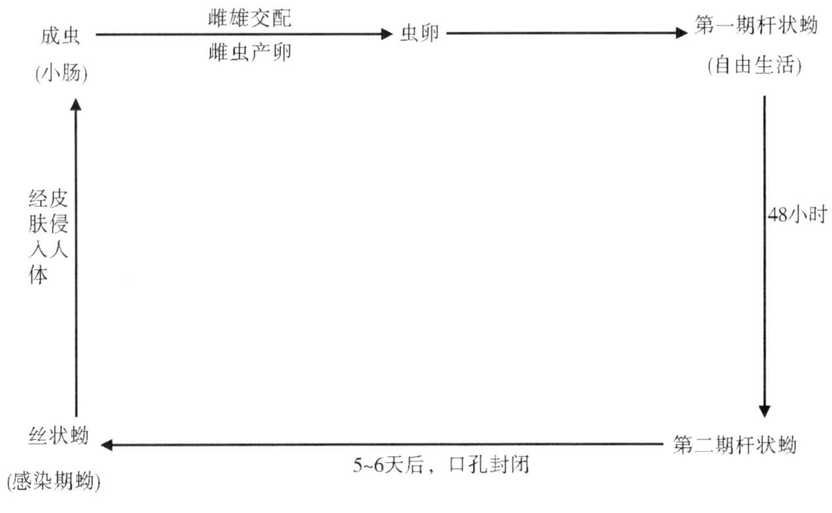

2. 要点

（1）生活史　无需中间宿主，十二指肠钩虫偶尔可寄生于猪、狮、虎、犬、猴等动物，美洲钩虫可寄生于猩猩、猴等动物，这些动物可作为钩虫的转续宿主。

（2）感染阶段　丝状蚴，即感染期蚴。

（3）感染途径　丝状蚴经皮肤或黏膜感染，也可经口感染，也有通过胎盘、母乳以及生食转续宿主肉类而感染。

笔记

（4）寄生部位　成虫寄生于人体小肠上段，以空肠多见。

（5）致病阶段　幼虫和成虫均可对宿主造成损害，主要致病期是成虫。

（6）诊断依据　粪便中检出钩虫虫卵或孵出钩蚴为确诊依据。

（7）外界发育　虫卵随粪便排出体外，经第一期杆状蚴、第二期杆状蚴发育为丝状蚴，即感染期蚴。丝状蚴具有聚集性活动和有明显的趋温性和向上性。成虫寿命约1～2年。

（8）钩虫病防治　驱虫治疗（阿苯达唑），注意个人防护。

【实验指导及技术操作】

1. 示教内容

（1）虫卵（玻片标本，彩图5）　①形状：长椭圆形；②大小：约为(56～76)μm×(36～40)μm；③颜色：无色透明；④卵壳特点：卵壳极薄；⑤虫卵内含物：新鲜粪便中卵内含4～8个卵细胞，若患者便秘或粪便放置过久，卵内细胞继续分裂可发育到桑椹期或发育为幼虫期，卵细胞与卵壳之间有一圈明显的间隙。

注意事项：①十二指肠钩虫卵与美洲钩虫卵极为相似，不易区别；②注意与蛔虫脱蛋白膜卵、蛲虫卵的区别；③观察时光线不要太强。

（2）成虫（浸制标本示教）　①大小：长约1cm；②雌虫均比雄虫大，雌虫尾端呈圆锥状，雄虫尾端膨大成伞状；③两种钩虫虫体弯曲情况不同（见表2－1），可作为虫种鉴别特征之一；④十二指肠钩虫与美洲钩虫，体壁均略透明，活时均为肉红色，死后呈乳白色。

（3）成虫（染色玻片标本示教）　比较观察两种钩虫成虫的口囊、交合伞、交合刺形状及其背辐肋分支。两种钩虫形态比较见表2－1。

表2－1　两种钩虫成虫的鉴别要点

	十二指肠钩虫	美洲钩虫
体态	呈“C”字形	呈“S”字形
大小	雌：(10～13)mm×0.6mm	雌：(9～11)mm×0.4mm
	雄：(8～11)mm×(0.4～0.5)mm	雄：(7～9)mm×0.3mm
口囊	腹面前缘有两对钩齿	腹面前缘有一对半月形板齿
交合伞	撑开时略呈圆	撑开时略呈扁
背辐肋	远端分两支，每支再分三小支	基部先分两支，每支远端再分两小支

（4）丝状蚴（玻片标本）　由于两种钩虫成虫的分布、致病力及对驱虫药物的敏感程度均有差异。因此，鉴别钩蚴在流行病学、生态学及防治方面都有实际意义。两种钩虫丝状蚴的鉴别要点见表2－2。

注意事项：钩虫丝状蚴与粪类圆线虫及东方毛圆线虫的丝状蚴形态相似，易混淆。其区别在于钩虫丝状蚴的咽管长度与体长之比约为1∶5，粪类圆线虫约为1∶2，东方毛圆线虫约为1∶4，三者尾端的形态分别为尖细、分叉及有小球状物。

表2－2　两种钩虫丝状蚴的鉴别要点

	十二指肠钩虫	美洲钩虫
外形	圆柱形，虫体细长，头端略扁平，尾端较钝	长纺锤形，虫体较短粗，头端略圆，尾端较尖
鞘横纹	不显著	显著
口矛	透明丝状，背矛较粗，两矛间距宽	黑色杆状，前端稍分叉，两矛粗细相等，两矛间距窄
肠管	管腔较窄，为体宽1/2，肠细胞颗粒丰富	管腔较宽，为体宽1/5，肠细胞颗粒少

（5）病理标本（示教）　①犬钩虫成虫寄生于小肠（瓶装标本）：肉眼观察钩虫寄生状态，并可见到钩虫咬附部位，多灶位点状出血；②钩蚴性皮炎（照片）：可见钩虫幼虫在钻入

皮肤进入体内过程中，首先对皮肤的损害作用，表现为皮肤表面的红色丘疹、水疱、脓疱；③钩蚴性肺炎（病理切片 HE 染色标本）：肺组织切片镜下可见钩蚴与其周围的大量炎性细胞浸润。

笔记

2. 病原学检查

（1）饱和盐水浮聚法　为诊断钩虫病的首选方法。

原理：利用比重较大的饱和盐水，使比重较小的虫卵，特别是钩虫卵，漂浮在溶液表面，而达到浓集目的。

材料：漂浮瓶、载玻片、竹签、滴管、饱和盐水、显微镜。

方法：用竹签取黄豆大小的粪便置于含少量饱和盐水的漂浮瓶中，调匀后除去粪中的粗渣，再缓慢加入饱和盐水至液面略高于瓶口但不溢出为止。在瓶口覆盖载玻片一张，静置 15 分钟后，将载玻片提起并迅速翻转、镜检。

注意事项：①盐水的配制一定要饱和，将食盐徐徐加入盛有沸水的容器内，不断搅动，直至食盐不再溶解为止（100ml 水中可加食盐 35 ~40g）；②粪便要取黄豆大小，太多太少都影响浓集效果；③玻片要清洁无油，防止玻片与液面间有气泡或漂浮的粪渣；④漂浮的时间须按规定；⑤翻转玻片时要轻巧、迅速，勿使附着在玻片上的液体滴落。

（2）钩蚴培养法　此法在无显微镜条件下或需作虫种鉴定时使用。

原理：创造钩虫卵发育为钩蚴的条件，并利用钩蚴有向湿性的特点浓集钩蚴，以诊断钩虫病。

材料：滤纸条、竹签、1cm ×10cm 试管、铅笔、冷开水、放大镜、培养箱。

方法：取 1cm ×10cm 试管一支加入冷开水约 1ml，将滤纸剪成与试管等宽但较试管稍短的“T”形纸条，横条部分用铅笔书写受检者姓名或编号，取混匀的粪便约蚕豆大小，均匀地涂在纸条的上 2/3 部分，将纸条插入试管，下端浸入水中，但不要接触水底，同时注意勿使粪便混入水中，加塞塞紧置于 20℃ ~30℃ 条件下培养。培养过程中必须注意补充管内蒸发掉的水分。3 ~5 天后用肉眼或放大镜检查试管底部水中有无钩蚴。钩蚴虫体透明，作蛇形活动。如为阴性，应继续培养至第 7 天，如气温太低，可将培养管放入温水（30℃左右）中数分钟后，再行检查。如需作虫种鉴定，可吸取培养管底部的沉淀物滴于载玻片上镜下观察。

注意事项：①避免水体受粪便污染；②及时补充试管内所蒸发水分；③若未发现钩蚴，应继续培养 48 小时后再观察。

【实验报告】

1. 绘制钩虫卵图。
2. 简述饱和盐水浮聚法、钩蚴培养法技术的操作过程。

（李凤铭）

实验二　线虫Ⅱ

（一）马来布鲁线虫（马来丝虫，*Brugia malayi*）

班氏吴策线虫（班氏丝虫，*Wuchereria bancrofti*）

【目的与要求】

1. 掌握两种丝虫微丝蚴形态和鉴别要点。

2. 掌握微丝蚴常用的诊断方法——厚血膜涂片法。

3. 了解丝虫的生活史、致病和丝虫病的流行病学。

【要点解析】

1. 生活史（图示）

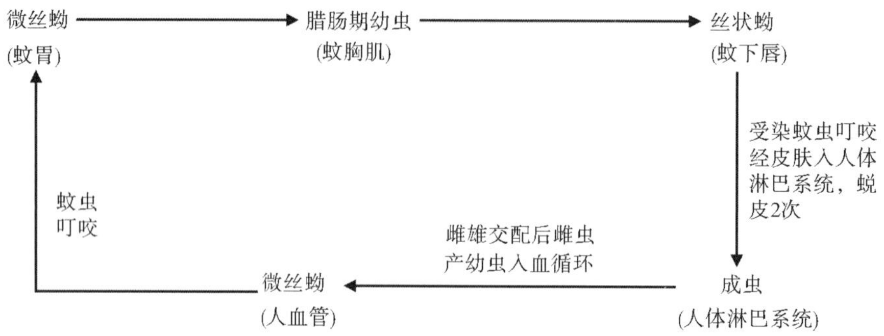

2. 要点

（1）在中间宿主蚊体内的发育特点　有发育，无增殖，蜕皮 2 次后发育为丝状蚴（感染期幼虫）。

（2）感染期　丝状蚴（感染期幼虫）。

（3）感染方式　蚊虫叮咬。蚊虫吸血时，丝状蚴自蚊下唇逸出经吸血的伤口或正常皮肤钻入人体。

（4）寄生部位　马来丝虫多寄生于人体上、下肢浅部淋巴系统；班氏丝虫除寄生于人体浅部淋巴系统外，还可寄生于深部淋巴系统。

（5）夜现周期性现象　微丝蚴在人体外周血液呈夜多昼少的现象称为夜现周期性。两种微丝蚴出现数量最多的时间：班氏丝虫微丝蚴为晚上 10 时至次晨 2 时；马来微丝蚴为晚上 8 时至次晨 4 时。

（6）宿主　人是班氏丝虫唯一终宿主，尚未发现保虫宿主。马来丝虫的保虫宿主有多种脊椎动物，如长尾猴、黑叶猴、狸猫、家猫、穿山甲等。

（7）致病阶段　成虫是主要致病阶段，临床表现大致分为微丝蚴血症、急性期超敏及炎症反应和慢性期阻塞性病变。

（8）病原学检查　包括血液检查和体液检查，查到微丝蚴即可确诊。

【实验指导及技术操作】

1. 示教内容

（1）马来丝虫成虫（液浸标本）　丝线状，乳白色，表皮光滑。雄虫大小为(13.5～28.1) mm×(0.07～0.11) mm；雌虫为(40～69.1) mm×(0.12～0.22) mm。

（2）班氏丝虫成虫（液浸标本）　丝线状，乳白色，表皮光滑。雄虫大小为(28.2～42) mm×(0.1～0.15) mm；雌虫为(58.5～105) mm×(0.2～0.3) mm。

（3）罗阿丝虫（*Loa loa*）成虫（液浸标本）　白色线状，雄虫大小为(30～34) mm×(0.35～0.43) mm；雌虫为(50～70)×0.5mm。

（4）马来丝虫微丝蚴及班氏丝虫微丝蚴（染色标本，彩图6，彩图7）　注意两种微丝蚴形态鉴别，见表2-3。

笔记

表 2-3　两种微丝蚴形态鉴别要点

	班氏微丝蚴	马来微丝蚴
大小	较大，长 244～296μm	稍小，长 177～230μm
体态	柔和，弯曲较自然	硬直，大弯上有小弯
头间隙	较短，长∶宽为 1∶1～1∶2	较长，长∶宽为 2∶1
体核	较圆，大小均匀，排列疏松、整齐，清晰可数	卵圆形，大小不等，排列紧密，常相互重叠，不易分清
尾核	无	2 个尾核，前后排列，尾核处较膨大

（5）微丝蚴未染色标本　微丝蚴无色透明，细长弯曲或卷曲，反光性强，头端钝圆，尾端尖细。观察时光线不要太强。

（6）班氏丝虫腊肠期幼虫　在蚊胸肌内，虫体尾尖部无核，肛塞小。

（7）班氏丝虫感染期幼虫　在蚊喙内，虫体细长，丝形，头端略尖，尾端截形。在尾部的顶端具有 3 个大小相等、泡状的乳突。

（8）丝虫中间宿主（致倦库蚊、中华按蚊）　①致倦库蚊：褐色、红棕或淡褐色，喙无白环，各足跗节无淡色环，腹部背面有基白带；②中华按蚊：灰褐色，雌蚊触须有 4 个白环，翅前缘具 2 个白斑，后足 1～4 跗节具窄端白环。

（9）患者照片　下肢象皮肿、睾丸鞘膜积液、阴囊象皮肿。

2. 病原学检查

采血时间除海群生白天诱出法外，以晚间 9 时至次晨 2 时采血为宜。常用的方法有：厚血膜涂片法、新鲜血滴检查法、海群生白天诱出法、微丝蚴浓集法。对血检阴性具有慢性丝虫病变者，可取鞘膜积液、淋巴液、腹水、乳糜尿等，离心沉淀后查找微丝蚴。

（1）厚血膜检查法　用 75% 酒精消毒采血针和受检者耳垂，以左手拇指和食指捏着耳垂上方，右手持针，迅速刺入耳垂约 3mm，轻轻挤压取出血液 3 大滴（相当于 $60mm^3$），置载玻片两侧中、外 1/3 处，用另一载玻片的一角将血液从内向外作螺旋状推开，涂成直径约为 1.5～2.0cm 圆形或 2.5cm×1.5cm 长方形厚血膜。血片充分晾干后，在厚血膜上滴加蒸馏水进行溶血。待血膜呈灰白色，将水倒去、晾干。常用吉姆萨染色法或德氏苏木素染色方法染色。

（2）新鲜血滴检查法　取末梢血 2 大滴（最大加入 1/100 000 肝素 1 滴）置于载玻片中央，加上盖玻片后，在低倍镜下检查。微丝蚴在血液中扭动，推挤周围红细胞。

（3）血液微丝蚴浓集法　取静脉血 1ml，置于盛有 0.1ml 3.8% 枸橼酸钠溶液的离心管内，摇匀，加入 9ml 蒸馏水，待红细胞破裂后，离心（每分钟 3000 转）2 分钟，倾去上清液，加水再离心，取沉渣镜检。

3. 免疫学检测

目前常用的检测抗体的方法有间接荧光抗体试验（IFA）、酶联免疫吸附试验（ELISA）。检测循环抗原的方法有用单克隆抗体进行对流免疫电泳试验和 ELISA 双抗体夹心法，检出抗原说明被检出者体内有活动性丝虫感染。

【实验报告】

绘班氏微丝蚴、马来微丝蚴头部与尾端形态图。

（二）旋毛形线虫（旋毛虫，*Trichinella spiralis*）

【目的与要求】

1. 掌握旋毛虫幼虫囊包的形态特点和病原学检查方法。
2. 了解旋毛虫的生活史和致病作用。

【要点解析】

1. 生活史（图示）

（1）在哺乳动物体内发育

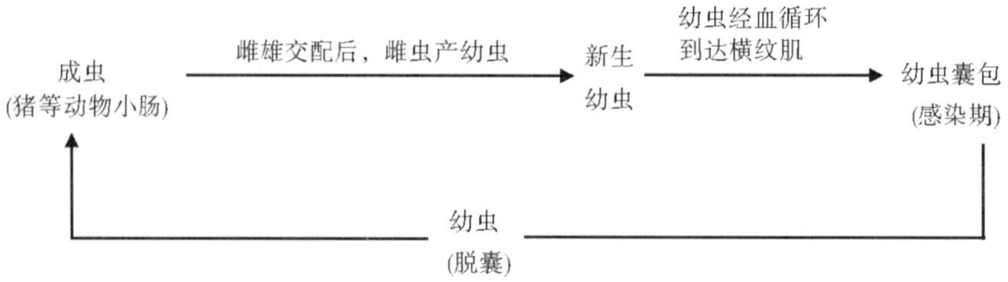

（2）在人体内发育

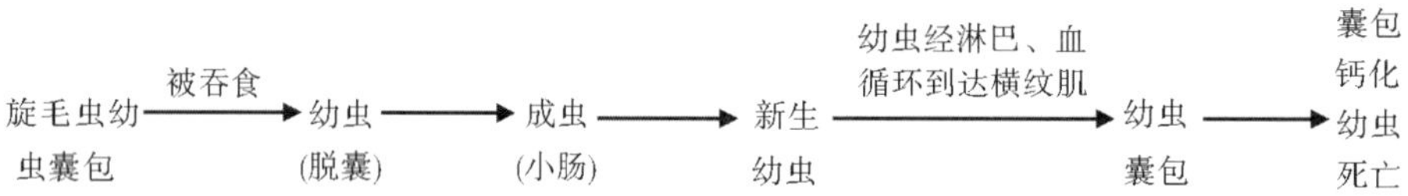

2. 要点

（1）生活史　人感染旋毛虫后，1 个月内形成新的囊包，多在半年后钙化，幼虫逐渐死亡，少数钙化囊包内的幼虫可存活数年。人不是旋毛虫的传染源。

（2）宿主　猪、鼠、猫、犬等 150 多种动物。

（3）寄生部位　成虫主要寄生于宿主十二指肠和空肠上段，幼虫寄生于横纹肌细胞内（成虫与幼虫寄生于同一宿主，完成生活史必须要更换其他宿主）。

（4）感染方式　食入未煮熟或生的含活幼虫囊包的动物肉类及其制品。

（5）致病阶段　旋毛虫成虫和幼虫均有致病作用，但以幼虫为主。病程可分为侵入期、幼虫移行期和囊包形成期 3 个时期。

（6）病原学检查　取腓肠肌或肱二头肌活组织检查，查到旋毛虫幼虫囊包即可确诊。

【实验指导及技术操作】

1. 示教内容

（1）成虫（液浸标本）　乳白色，细小线状，后端稍粗。雄虫大小为(1.4 ~ 1.6) mm × 0.04mm，雌虫约为(3.0 ~ 4.0) mm × 0.06mm。

（2）囊包（染色标本，彩图 8）　幼虫囊包呈梭形，大小为(0.25 ~ 0.5) mm × (0.21 ~ 0.42) mm，囊内可见 1 ~ 2 条蜷曲的幼虫。囊包壁由内外两层构成，由成肌细胞退变和结缔组织增生形成。

（3）囊包活体标本

（4）动物感染和解剖实验（详见旋毛形线虫综合性实验）

【实验报告】

1. 绘旋毛虫幼虫囊包图。
2. 简述旋毛虫实验动物感染接种的过程及意义。

（三）其他人体寄生线虫

【目的与要求】

1. 了解广州管圆线虫（*Angiostrongylus cantonensis*）的形态和病原学检查方法。

2. 了解结膜吸吮线虫（*Thelazia callipaeda*）、粪类圆线虫（*Strongyloides stercoralis*）、棘颚口线虫（*Gnathostoma spinigerum*）、东方毛圆线虫（*Trichostrongylus orientalis*）、艾氏小杆线虫（*Rhabditis axei*）、美丽筒线虫（*Gongylonema pulchrum*）虫体的形态和病原学检查方法。

广州管圆线虫（*Angiostrongylus cantonensis*）

1. 要点解析

（1）生活史（图示）

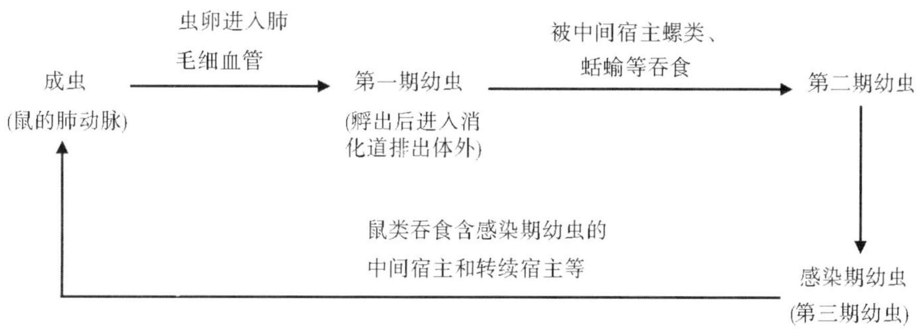

（2）要点

宿主：人不是该虫适宜的宿主，其终宿主是鼠类，褐家鼠、黑家鼠等。中间宿主：褐云玛瑙螺、福寿螺和蛞蝓等。转续宿主：虎皮蛙、金线蛙、黑眶蟾、沼水虾、鱼、虾、蟹等。

感染阶段：第三期幼虫。

感染方式：人是由于生食或半生食含第三期幼虫的中间宿主或转续宿主而感染，生吃被幼虫污染的蔬菜、瓜果或喝含幼虫的生水亦可感染。

致病：多侵犯人体中枢神经系统（第四期幼虫或成虫早期阶段），引起以脑脊液嗜酸性粒细胞显著性增高为特征的脑膜炎或脑膜脑炎。最明显的症状是急性剧烈头痛、颈强直等脑膜脑炎表现。

实验诊断如下。①病原学检查：取受检者脑脊液，离心，取沉渣，检查幼虫或发育期成虫；②免疫学检测：常用酶联免疫吸附试验（ELISA）、间接荧光抗体试验（IFA）检测血液和脑脊液中抗体或循环抗原。

2. 实验指导及技术操作

（1）示教内容

广州管圆线虫成虫（液浸标本，彩图9）：成虫线状，细长，体表具微细环状横纹。头端钝圆，头顶中央有一小圆口。雄虫大小为(11～26) mm×(0.21～0.53) mm。雌虫大小为(17～45) mm×(0.3～0.66) mm，尾部斜锥形，子宫白色，与充满血液的肠管缠绕成红、白相见的螺旋纹。

广州管圆线虫第三期幼虫（染色标本）：幼虫体表外层为无色透明有折光感的鞘膜，鞘膜内为伊红染色的细胞核稀疏的皮层组织，鞘膜和皮层间有间隙。虫体头端稍圆，尾部顶端骤变尖细，肛管清晰，生殖原基位于虫体背部和侧面的肠管与皮层间。

褐云玛瑙螺：壳高约130mm，宽约54mm。壳质稍厚，有光泽，呈长卵圆形。有6.5～8个螺层，各螺层增长缓慢，螺旋部呈圆锥形，体螺层膨大，其高度约为壳高的3/4。壳顶尖，壳面呈黄或深黄色底，带有焦褐色雾状花纹，胚壳一般为玉白色。其他各螺层有断续的棕色条纹，生长线粗而明显。壳内为淡紫色或蓝白色。壳口呈卵圆形，外唇薄，易碎。内唇贴覆于体螺层上，形成S形的蓝白色的胼胝部，轴缘内折，无脐孔。

福寿螺：多呈深黄褐色、贝壳大、壳薄脆易破。壳右旋、螺旋部不发达，螺层一般为6层，螺口为卵圆形。

（2）中间宿主（螺类）解剖实验　敲碎采集的褐云玛瑙螺和福寿螺螺壳，分离螺软体部分并剁碎，然后加入约10倍体积的人工消化液（HCl 67.4ml，胃蛋白酶50g，加自来水至10000ml）置于37°C温箱内消化20～24小时，其间多次进行搅拌，使其充分消化。所得消化物用粪检所用的铜筛过滤，滤液冲洗到500ml容积的量杯内，补充自来水至500ml，静置15～

笔记

20分钟后，倒去上层液体再加自来水至500ml，重复上述步骤，直至上层液体澄清，然后弃上清液，将沉渣倒于培养皿中，置解剖镜下计数广州管圆线虫第三期幼虫，记录检查结果。

（3）免疫学检测　ELISA检测方法：于PVC载体内加入0.2ml的1∶8000包被液稀释的成虫粗抗原（或四期幼虫粗抗原），37°C孵育2小时后，置4°C湿盒内过夜。次日，甩去孔内抗原溶液，洗涤液洗涤3次，在各孔内加入1∶20稀释的试验血清，混匀，37°C孵育10分钟，甩去血清，洗涤3次，加入1∶100稀释的酶结合物0.2ml，混匀，37°C孵育10分钟，甩去反应液，洗涤3次，加0.2ml TMB溶液反应10分钟后，再加2mol/L H_2SO_4终止反应，用酶联检测仪于450nm处测消光值（OD值），以P/N≥2判为阳性。

结膜吸吮线虫（*Thelazia callipaeda*）

1. 要点解析

（1）生活史（图示）

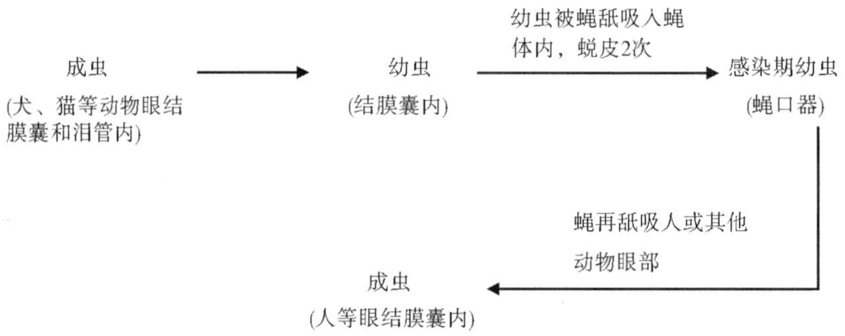

（2）要点

寄生部位：成虫主要寄生于犬、猫等动物的眼结膜囊和泪管内，偶尔寄生于人的眼部，以结膜囊外眦侧多见。

感染阶段：感染期幼虫。

中间宿主：蝇，幼虫在蝇体内发育为感染期幼虫。

感染方式：经蝇舐吸眼分泌物而感染。

致病：成虫活动时机械性损伤以及虫体分泌物的化学刺激，引起结膜炎症反应和肉芽肿形成，出现眼部异物感、痒感、畏光、流泪、分泌物增多等症状。

病原学检查：用镊子或棉签自眼部取出虫体后镜检查虫体。

2. 实验指导及技术操作

示教内容如下。

（1）镜下结膜吸吮线虫成虫　细长，圆柱形，乳白色，半透明，虫体表面具有边缘锐利的环形皱褶，侧面观其上下排列呈锯齿状。头端钝圆，无唇，有较大而圆形的口囊。雌虫大小为(7.9～20.0)mm×(0.3～0.7)mm，子宫内充满虫卵，近阴门端子宫内的虫卵逐渐变为内含盘曲的幼虫。雄虫大小为(7.7～17.0)mm×(0.2～0.7)mm，尾端向腹面弯曲，有2根交合刺，长短形状各异。短刺棒形，长刺杆性。

（2）镜下结膜吸吮线虫幼虫　幼虫大小为(350～414)μm×(13～19)μm，外被鞘膜，盘曲状，尾部连一大的鞘膜囊。

粪类圆线虫（*Strongyloides stercoralis*）

1. 要点解析

（1）生活史（图示）

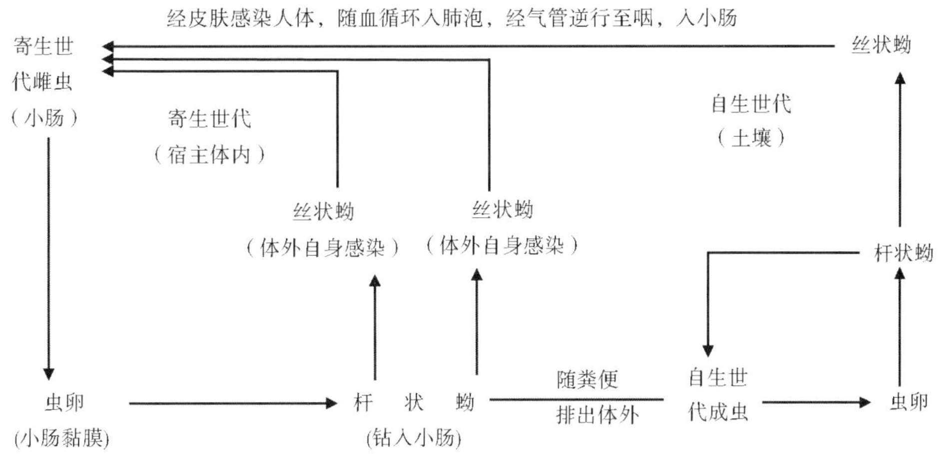

（2）要点

生活史：包括自生世代（土壤）和寄生世代（人体）。

感染方式：包括自体内、自体外感染以及外界感染，后两者均经皮肤感染。当宿主机体免疫力低下或发生便秘时，寄生于肠道中的杆状蚴可发育为丝状蚴，丝状蚴再经小肠下段或结肠黏膜侵入血循环，引起自身感染。

感染阶段：丝状蚴。

成虫寄生部位：小肠黏膜，有时可寄生于肺或泌尿生殖系统。

致病：粪类圆线虫病的主要临床表现为皮肤损伤、过敏性肺炎或哮喘、消化道症状等。

病原学检查：从新鲜粪便及痰液、尿或脑脊液中查到杆状蚴或丝状蚴即可确诊，腹泻患者有时可查到虫卵。

2. 实验指导及技术操作

（1）示教内容

镜下粪类圆线虫成虫标本如彩图10。

自身世代：雌虫大小为(1.0 ~ 1.7) mm ×(0.05 ~0.075) mm，尾端尖细。生殖系统为双管型。成熟成虫子宫内有单行排列的各发育期虫卵，阴门位于虫体腹面中部略后。雄虫大小为(0.7 ~1.0) mm ×(0.04 ~0.05) mm，尾端向腹面卷曲，具2根交合刺。

寄生世代：雄虫短小，大小为0.7mm ×(0.04 ~ 0.06) mm，雌虫大小2.2mm ×(0.04 ~ 0.06) mm，虫体半透明，体表具细横纹，尾尖细，末端略呈锥形，口腔短，咽管细长，约为体长的1/3 ~2/5。生殖器官为双管型，子宫前后排列，各含虫卵8 ~12个，单行排列。阴门位于距尾端1/3的腹面。

虫卵：形似钩虫卵，卵圆形，卵壳薄，但较小，约70μm ×40μm，部分虫卵内含胚蚴。

杆状蚴：头端钝圆，尾部尖细，长约0.2 ~0.45mm，具双球型咽管。

丝状蚴：虫体细长，长约0.6 ~0.7mm，咽管约为体长的1/2，尾端分叉，生殖原基位于虫体后部。

（2）病原学检查　生理盐水直接涂片法：滴1滴生理盐水于洁净的载玻片上，取绿豆大小受检者新鲜粪便，在生理盐水中涂抹均匀。观察杆状蚴时，滴加卢氏碘液，虫体可呈棕黄色，结构更清晰。

棘颚口线虫（*Gnathostoma spinigerum*）

1. 要点解析

（1）生活史（图示）

笔记

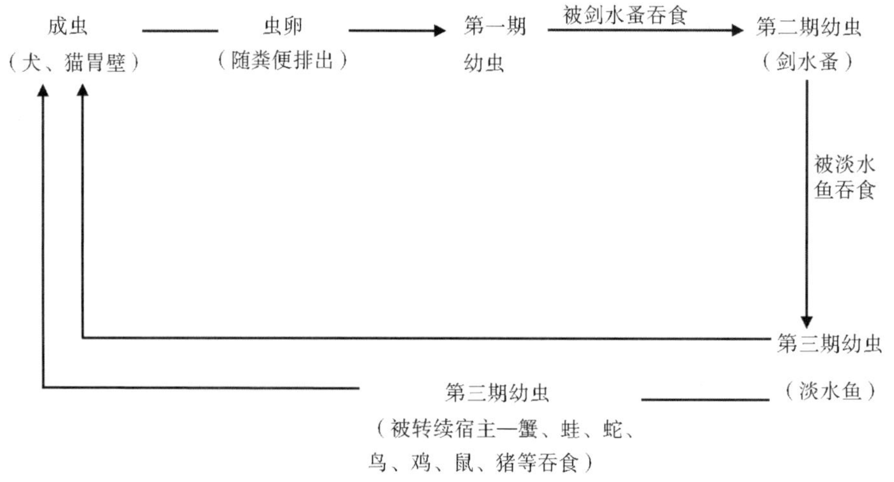

（2）要点

宿主：人非本虫适宜的宿主，寄生于人体的虫体多为第三期幼虫或未完全性成熟的早期成虫。终宿主主要为犬和猫；第一中间宿主是剑水蚤；第二中间宿主是淡水鱼；转续宿主有蟹、蛙、蛇、鸟、龟、鸡、鼠、猪等。

感染方式：食入含有活的感染期幼虫的鱼类，或生食含有第三期幼虫的猪和鸡等转续宿主肉类等。

致病：引起的病变主要是由于虫体在移行时对全身各处，特别是皮肤、皮下组织和肌肉的损坏，形成以脓肿为中心的结节型损害，常见于胸、咽、面、腹、手及眼前房等处。虫体移行于皮肤的表皮和真皮之间时，引起匐行疹或皮下游走性包块。

病原学检查：行外科手术从病变组织中检取虫体。

2. 实验指导及技术操作

示教内容如下。

（1）颚口线虫液浸成虫标本　虫体粗大，圆柱形，两端略向腹面弯曲，色微红。雄虫长 11～25mm，雌虫长 25～54mm。

（2）镜下棘颚口线虫成虫标本　体前端略膨大呈球形，上有 4～8 环尖锐倒钩，口周围有 2 个明显而肥厚的唇，颈部狭窄。虫体前部和近尾端体表被有体棘。雄虫末端膨大成假交合伞，有 4 对有柄乳突；交合刺 1 对，不等长。雌虫阴门位于体中部偏后。

（3）虫卵　椭圆形，透明，黄棕色，一端有一透明塞，呈帽状突起，大小约(65～70) μm × (38～40) μm，卵内含 1～2 个卵细胞。

（4）第三期幼虫　长度达 4mm，头球有 4 环小钩，小钩基部椭圆形。

东方毛圆线虫（*Trichostrongylus orientalis*）

1. 要点解析

（1）生活史（图示）

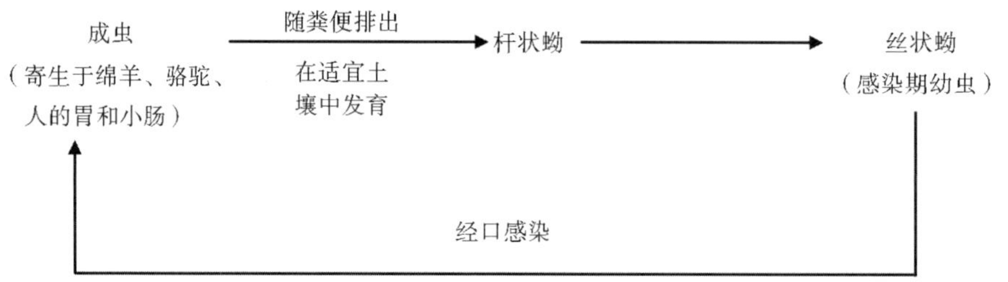

（2）要点

宿主：东方毛圆线虫主要寄生于绵羊、骆驼等动物的胃和小肠，偶可在人体寄生。

体外发育：虫体在体外发育过程与钩虫相似。

感染方式：生食或含吮丝状蚴污染的蔬菜、草叶感染，亦可饮用含丝状蚴的生水而感染。

致病：本虫引起的病理改变不甚显著，腹痛症状一般较明显。因常与钩虫感染混合存在，难以判断患者症状（如贫血）是否由本虫引起。

病原学检查：以粪便中查见虫卵为准，常用饱和盐水浮聚法，注意与钩虫卵鉴别。亦可用培养法查丝状蚴，注意与钩虫和粪类圆线虫的丝状蚴相区别。

2. 实验指导及技术操作

示教内容如下。

（1）成虫　纤细，无色透明，口囊不显著，咽管圆柱状。雄虫大小为(4.3～5.5)mm×(0.072～0.079)mm，尾端具交合伞，有1对交合刺，末端有小钩。雌虫大小为(5.5～6.5)mm×0.07mm，阴门位于体后1/6，子宫内含卵5～16个。

（2）虫卵　长圆形，透明，大小约(80～100)μm×(40～47)μm，似钩虫卵而略长，一端较尖，新鲜粪便中的虫卵内含10～20个卵细胞。

艾氏小杆线虫（*Rhabditis axei*）

1. 要点解析

（1）生活史（图示）

艾氏小杆线虫营自生生活

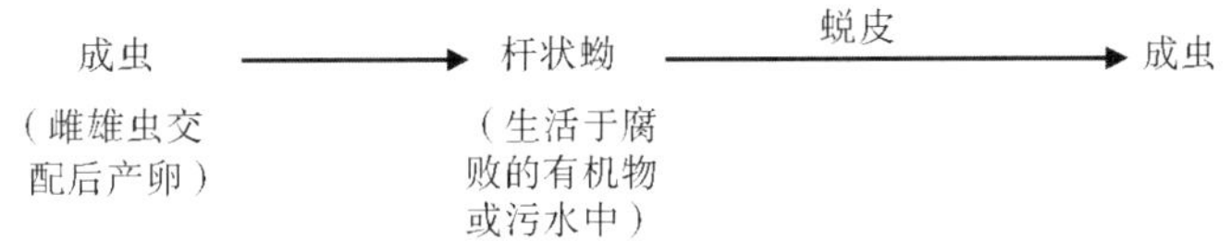

（2）要点

生活史：本虫主要营自生生活，常出现于污水及腐败植物中，偶可寄生于人体。

感染途径：可能是经消化道或经泌尿道上行感染。如在污水中游泳、捕捞水产品而接触水或误饮污水，使幼虫侵入人体。

致病：本虫侵入消化系统，可引起腹痛、腹泻；侵入泌尿系统可引起发热、腰痛、血尿、尿频、尿急或尿痛等泌尿系统感染症状，肾实质受损时可出现下肢水肿和阴囊水肿、乳糜尿等。

病原学检查：在尿液的沉淀物或粪便中发现虫体或虫卵时，作为确诊本病的依据。

2. 实验指导及技术操作

示教内容如下。

（1）镜下成虫标本　纤细，圆柱状，体表光滑。食管呈杆棒状，前后各有1个咽管球，尾部尖长如针状。雄虫长约1.2mm，雌虫长约1.5mm，生殖器官为双管型。

注意事项：艾氏小杆线虫成虫与粪类圆线虫极易混淆，鉴别要点如表2－4所示。

表2－4　艾氏小杆线虫成虫与粪类圆线虫鉴别要点

	艾氏小杆线虫	粪类圆线虫
食管球	前后2个	仅后端1个
食管长度	约占虫体长的1/5～1/4	约占虫体长的1/3～2/5
雄虫末端	极尖细而长，呈针状	稍尖，呈圆锥状

（2）虫卵　长椭圆形，大小约为(48～52)μm×(28～32)μm，无色透明，壳薄而光滑，与卵细胞之间有透明的间隙。虫卵与钩虫卵相似，注意鉴别。

美丽筒线虫（*Gongylonema pulchrum*）

1. 要点解析

（1）生活史（图示）

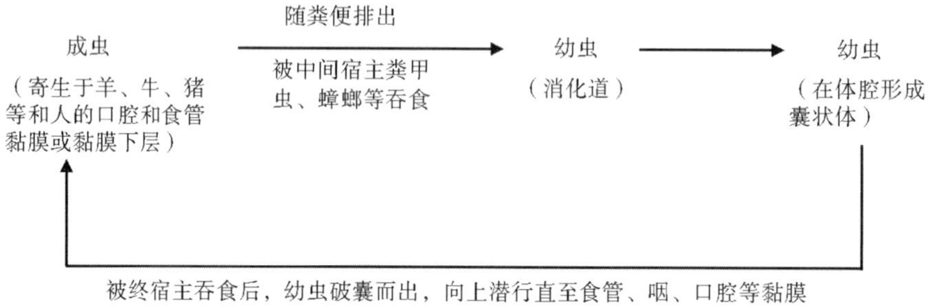

（2）要点

宿主：本虫主要寄生于哺乳动物（特别是反刍动物）口腔与食管，偶可寄生人体。终宿主是羊、牛、猪等，中间宿主是粪甲虫、蟑螂等。

感染阶段：幼虫（形成囊状体），感染方式是食入含活幼虫的昆虫。

致病：虫体移动快，在上下唇、舌、颊、颚、牙龈、咽喉和食管处寄生，患者可有痒感、刺痛感、麻木感、虫样蠕动感以及异物感和肿胀感。

病原学检查：检查黏膜病变可疑处，以针挑破黏膜，取出虫体镜检即可确诊。

2. 实验指导及技术操作

示教内容如下。

（1）镜下成虫标本　乳白色，细长如线状，体表有明显横纹，虫体前部表皮有许多大小不等、形状各异的角质突纵行排列。口小，有头乳突，前端两侧有1对颈乳突，其后为波浪状的侧翼。在反刍动物体内寄生者，雄虫大小约(21.5～62)mm×(0.1～0.3)mm，雌虫大小约(32～100)mm×(0.2～0.5)mm。寄生于人体的雄虫大小约25.16mm×0.2mm，雌虫大小约52.09mm×0.33mm。雄虫尾部有较宽的膜状尾翼，两侧不对称，交合刺2根，大小不等，形状各异。雌虫尾端呈钝锥状，略向腹面弯曲，成熟雌虫子宫内充满含幼虫的虫卵。

（2）虫卵　椭圆形，大小约为(46～61)μm×(29～38)μm，无色透明，壳厚，卵内含发育的幼虫。

（马长玲）

实验三　吸虫Ⅰ

（一）华支睾吸虫（*Clonorchis sinensis*）

【目的与要求】

1. 掌握华支睾吸虫成虫和虫卵的形态特征。
2. 掌握华支睾吸虫病常用的病原学及免疫学检测方法。
3. 熟悉华支睾吸虫致病机制及对人体的危害。

【要点解析】

1. 生活史（图示）

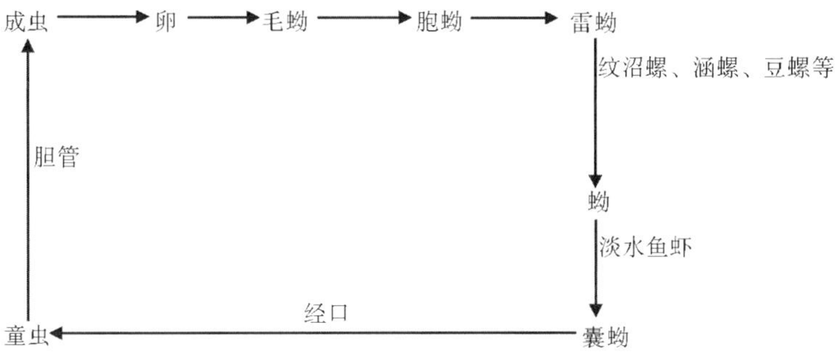

2. 要点

（1）宿主　终宿主：人、猫、犬、猪等。第一中间宿主：纹沼螺、涵螺和豆螺等淡水螺类；第二中间宿主：淡水鱼、虾。

（2）感染阶段　囊蚴。

（3）感染途径　经口感染。

（4）寄生部位　成虫主要寄生在终宿主的肝胆管内。

（5）致病阶段　成虫。

（6）诊断虫期　虫卵随胆汁进入肠腔，经粪便排出体外，是病原学阶段。

（7）常用的免疫学检测方法　ELISA 检测特异性抗体或循环抗原，以抗体检测为主。此外还有免疫层析检测技术（ICT）等快速诊断方法。

【实验指导及技术操作】

1. 示教内容

（1）华支睾吸虫成虫

瓶装浸制标本：虫体细长，形似葵花籽仁，背腹扁平，前端稍窄，后端钝圆；大小一般为（10～25）mm×（3～5）mm；灰白色，半透明。子宫充满虫卵，颜色较深，隐约可见。

染色玻片标本：①口吸盘位于虫体前端，腹吸盘略小于口吸盘，位于虫体前端 1/5 处；②肠支从食道后分两支，沿左右两侧平直延伸至虫体后端，末端为盲端；③两个分支状睾丸前后排列，位于虫体后部 1/3 处；睾丸前端有一个卵圆形的受精囊；虫体两侧在腹吸盘和受精囊之间有滤泡状卵黄腺；受精囊前有边缘呈分叶状的卵巢，输卵管远端为卵模；管状子宫从卵模开始盘旋向上，开口于腹吸盘前缘的生殖腔。

（2）华支睾吸虫虫卵（玻片标本，彩图 11）　①形状：成熟虫卵呈芝麻状；②大小：平均 29μm×17μm；③颜色：淡黄色；④卵壳特点：卵盖位于较窄的一端，与卵壳交界处增厚形成肩峰，另一端有小疣状突起；⑤卵内含物：内含结构清晰的毛蚴，毛蚴与卵壳间常见圆形小泡。

注意事项：华支睾吸虫卵是最小的人体常见寄生蠕虫卵，与猫后睾吸虫卵、异形吸虫卵、横川后殖吸虫卵十分相似，应注意鉴别。

（3）华支睾吸虫囊蚴　圆形或椭圆形，平均大小为（121～150）μm×（85～140）μm；囊壁透明，分为两层，外层较厚；活囊蚴迂曲于囊壁内，不断做旋转运动，可见折光性强的口、腹吸盘；成熟囊蚴含有棕黑色、卵圆形的排泄囊，直径约占囊蚴的 1/3。

（4）中间宿主　第一中间宿主为小型的淡水螺蛳，分布最广、最重要的有纹沼螺、长角涵螺、赤豆螺；第二中间宿主是淡水鱼、虾，麦穗鱼等小型野生鱼类感染率较高。

注意事项：应注意与其他人体寄生吸虫的螺类中间宿主进行比较鉴别，如日本血吸虫的中间宿主钉螺、肺吸虫的中间宿主川卷螺、姜片虫的中间宿主扁卷螺、肝片吸虫的中间宿主椎实螺等。

（5）华支睾吸虫病动物模型（大鼠）　①成虫在肝胆管内寄生情况；②管周和汇管区纤维化及肝实质纤维化；③胆管上皮细胞腺瘤样增生；④肝脏脂肪性肉芽肿结节。

2. 病原学检查

直接涂片法：取少许粪便或十二指肠引流液置于洁净载玻片上，加小滴生理盐水涂布均匀，轻轻加上盖片，依次用低倍镜和高倍镜观察。

3. 免疫学检测

ELISA 见综合性实验部分。

【实验报告】

1. 绘华支睾吸虫虫卵图并标出主要结构。
2. 标注华支睾吸虫成虫形态结构名称。

（二）卫氏并殖吸虫（*Paragonimus westermani*）

【目的与要求】

1. 掌握卫氏并殖吸虫成虫和虫卵的形态特征。
2. 掌握卫氏并殖吸虫主要的病原学检查方法。
3. 熟悉卫氏并殖吸虫的主要致病机制及对人体的危害。

【要点解析】

1. 生活史（图示）

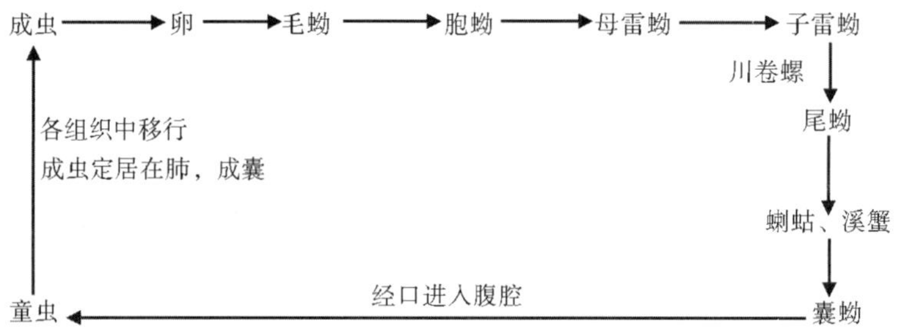

2. 要点

（1）宿主　终宿主：人、犬、猫、虎等；第一中间宿主：川卷螺；第二中间宿主：淡水蟹、蝲蛄等。

（2）感染阶段　囊蚴。

（3）感染途径　经消化道感染。

（4）致病阶段　主要是寄生在肺脏的成虫，以及在其他内脏、腹壁、皮下、脑等器官中移行的幼虫。

（5）病原学检查阶段　经痰液或经粪便排出的虫卵。

（6）常用的免疫学检测方法　ELISA 检测特异性抗体或循环抗原，以抗体检测为主。

【实验指导及技术操作】

1. 示教内容

（1）卫氏并殖吸虫成虫

瓶装浸制标本：虫体椭圆形，呈半粒黄豆状，虫体肥厚，背面略隆起，腹面扁平；大小一般为(7.5～12) mm×(4～6) mm；灰白色，半透明。

染色玻片标本：①口、腹吸盘大小相等，腹吸盘位于虫体中部体中横线前；②两支单管型肠管沿虫体两侧形成3～4个弯曲达到虫体后端，末端为盲端；③两个指状分支睾丸左右并列于虫体后部1/3处；分叶状的卵巢与盘旋成团的子宫左右并列于虫体中部，子宫内充满虫卵。

（2）卫氏并殖吸虫虫卵（玻片标本，彩图12）　①形状：长椭圆形，不规则；②大小：平均(80～118)μm×(48～60)μm；③颜色：金黄色；④卵壳特点：厚薄不均，卵盖大，常倾斜，有的虫卵卵盖已脱落；⑤卵内含物：未分裂的1个卵细胞和10多个卵黄细胞。

（3）卫氏并殖吸虫囊蚴　圆球形或椭圆形，平均直径400μm；乳白色；内外两层囊壁，外薄内厚；内含一个卷曲的幼虫，两侧可见波浪状肠管，中央是充满黑色颗粒的大排泄囊。

（4）中间宿主（示教）　第一中间宿主川卷螺，中等大小，壳高10～20mm，壳质坚硬，塔锥形，具6～7个螺层，壳顶常残缺不齐，呈黄褐色、褐色或黑色。第二中间宿主为溪蟹、蝲蛄等。

2. 病原学检查

（1）直接涂片法　在洁净载玻片上滴加1滴生理盐水，取少许咳出的带铁锈色的痰液涂布均匀，加上盖片，依次用低倍镜和高倍镜观察。

（2）虫卵浓集法　收集患者24小时的痰液，倾入量杯中，加等体积10%的NaOH溶液，摇匀，静置6～8小时，倾去上清液，取沉渣镜检。

3. 免疫学检测

ELISA见综合性实验部分。

【实验报告】

1. 绘卫氏并殖吸虫虫卵图并标出主要结构。
2. 标注卫氏并殖吸虫成虫形态结构名称。

（三）布氏姜片吸虫（*Fasciolopsis buski*）

【目的与要求】

1. 掌握布氏姜片吸虫成虫和虫卵的形态特征。
2. 掌握布氏姜片吸虫病病原学检查方法。
3. 熟悉布氏姜片吸虫的主要致病机制及对人体的危害。

【要点解析】

1. 生活史（图示）

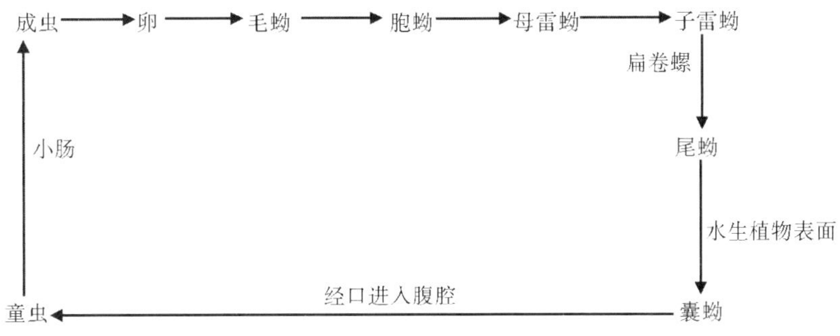

2. 要点

（1）宿主　终宿主：人、猪；中间宿主：扁卷螺；媒介：水生植物。

（2）感染期和感染途径　囊蚴；经口感染。

（3）致病期　成虫。

（4）病原学检查阶段　随粪便排出的虫卵。

【实验指导及技术操作】

1. 示教内容

（1）布氏姜片吸虫成虫

瓶装浸制标本（彩图13，彩图14）：①虫体长椭圆形，形似姜片，虫体肥厚，前窄后宽，背腹扁平；②虫体大小为(20～75) mm×(8～20) mm×(0.5～3) mm；③灰褐色；④口吸盘小，位于虫体前端；⑤腹吸盘大，靠近口吸盘后方，肌肉发达，呈漏斗状，肉眼可见。

染色玻片标本（彩图15）：①两肠支呈波浪状弯曲，向后延伸至虫体末端，以盲端终；②两个睾丸呈珊瑚状高度分枝，前后排列于虫体后半部；③卵巢位于睾丸前，呈佛手状，子宫盘旋在卵巢和腹吸盘之间。

（2）布氏姜片吸虫虫卵（玻片标本，彩图16）　①形状：长椭圆形；②大小：为人体常见寄生蠕虫卵中最大者，平均(130～140) μm×(80～85) μm；③颜色：淡黄色；④卵壳特点：薄，卵盖不明显；⑤卵内含物：未分裂的1个卵细胞和20～40个卵黄细胞。

（3）中间宿主（示教）　中间宿主扁卷螺，扁圆盘状，右旋、壳光滑，成螺直径不超过10mm，厚不超过4mm，褐色或红褐色。

（4）媒介　水生植物。

2. 病原学检查

直接涂片法：在洁净载玻片上滴加1滴生理盐水，取少许粪便涂布均匀，加上盖片，依次用低倍镜和高倍镜观察。

【实验报告】

1. 绘布氏姜片吸虫虫卵图并标出主要结构。
2. 标注布氏姜片吸虫成虫形态结构名称。

（四）肝片吸虫（*Fasciola hepatica*）

【目的与要求】

1. 掌握肝片吸虫成虫和虫卵的形态特征。
2. 掌握肝片吸虫病病原学检查方法。
3. 熟悉肝片吸虫的主要致病机制及对人体的危害。

【要点解析】

1. 生活史（图示）

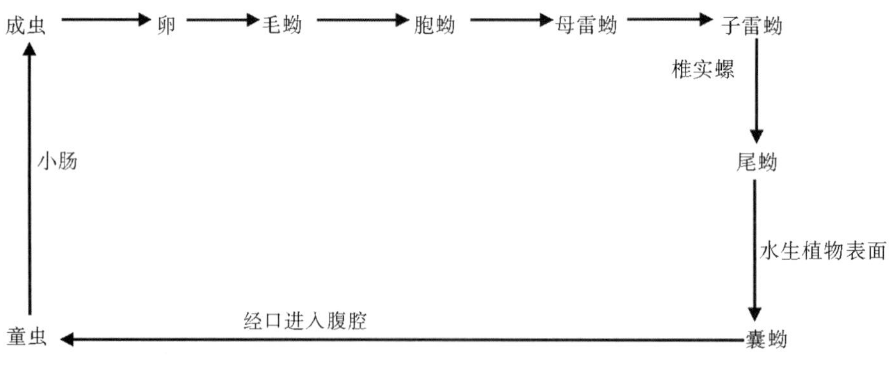

笔记

2. 要点

（1）宿主 终宿主：人、牛、羊；中间宿主：椎实螺（截口土蜗最为重要）；媒介：水生植物。

（2）感染阶段 囊蚴。

（3）感染途径 经消化道感染。

（4）致病阶段 成虫。

（5）病原学检查阶段 随粪便排出的虫卵。

【实验指导及技术操作】

1. 示教内容

（1）肝片吸虫成虫

瓶装浸制标本：虫体形状、大小、颜色与布氏姜片吸虫非常相似。主要形态特征为：虫体前端有突出的头锥，腹吸盘不及姜片虫发达。

染色玻片标本：①肠支有很多分支，呈树枝状；②两个睾丸呈珊瑚状高度分枝，前后排列于虫体中部。

（2）肝片吸虫虫卵（玻片标本） 与姜片虫虫卵相似，卵壳薄，分两层，一端有一小盖，不明显。卵内充满卵黄细胞，卵细胞不明显。

（3）中间宿主（示教） 中间宿主椎实螺类，已记载 7 个属 26 种可作为中间宿主，以截口土蜗最为重要，壳较薄，稍透明，无厣。

（4）媒介 水生植物。

2. 病原学检查

直接涂片法：在洁净载玻片上滴加 1 滴生理盐水，取少许粪便涂布均匀，加上盖片，依次用低倍镜和高倍镜观察。

3. 免疫学检测

ELISA、IHA 和 IFA 检测患者血清中特异性抗体有较高的敏感性，但与其他吸虫有较多的共同抗原，交叉反应显著。

【实验报告】

1. 绘肝片吸虫虫卵图并标出主要结构。
2. 标注肝片吸虫成虫形态结构名称。

（徐绍锐）

实验四 吸虫Ⅱ

日本血吸虫（*Schistosoma japonicum*）

【目的与要求】

1. 掌握与感染、致病、诊断有关的日本血吸虫各生活史阶段的形态学特点。
2. 掌握日本血吸虫病常用的病原学及免疫学检测方法。
3. 熟悉日本血吸虫的主要致病机制及对人体的危害。

【要点解析】

1. 生活史（图示）

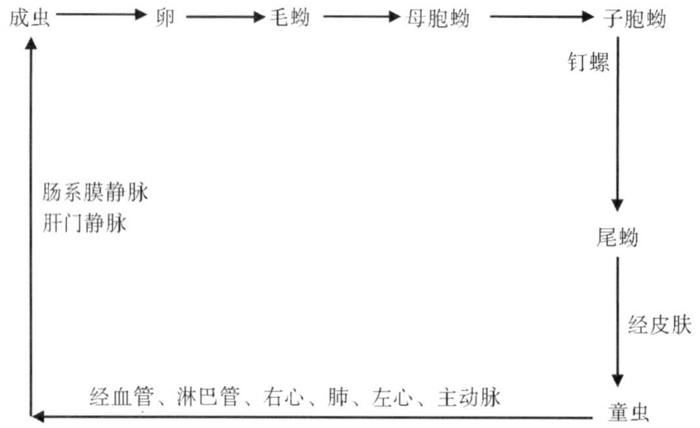

2. 要点

（1）终宿主　为人、水牛等。钉螺是日本血吸虫唯一的中间宿主。

（2）感染阶段　尾蚴。

（3）感染途径　经皮肤感染。

（4）寄生部位　成虫主要寄生在肝门静脉－肠系膜静脉系统。

（5）虫卵去向　雌虫所产的虫卵大多数沉积于肠壁的小血管壁，一部分顺血流到肝脏，虫卵经粪便排除的过程中，伴有宿主肠黏膜组织的破溃。

（6）致病阶段　日本血吸虫尾蚴、童虫、成虫和虫卵均可对宿主造成危害，但其主要致病虫期是虫卵。最基本病变为虫卵沉积在组织内诱发虫卵肉芽肿形成，病变部位以肝脏及结肠组织为主。

（7）病原学检查　粪便中发现虫卵或孵化发现毛蚴，是日本血吸虫感染的病原学检查依据。

（8）血清免疫学检测　方法主要为 COPT、IHA 和 ELISA 等。

【实验指导及技术操作】

1. 示教内容

（1）日本血吸虫成虫

瓶装浸制标本：①虫体呈圆柱体、外形似线虫。雄虫较粗短，长 10～20mm，宽 0.5～0.55mm；背腹扁平；乳白色。雌虫细长，前细后稍粗；长 12～28mm，宽 0.10～0.30mm；暗褐色；②雌雄成虫呈合抱状态：雌虫居于雄虫抱雌沟内。

染色玻片标本：①雄虫口、腹吸盘位于虫体前端，在腹吸盘后虫体两侧向腹面卷曲呈沟状，称抱雌沟；②雄虫腹吸盘后有 7 个呈串珠状排列的睾丸；③雌虫卵巢位于体中部，呈长椭圆形。

（2）日本血吸虫虫卵（玻片标本，彩图 17）　①形状：成熟虫卵呈椭圆形；②大小：平均 89μm×67μm；③颜色：淡黄色；④卵壳特点：无卵盖，一侧可见一小棘；⑤卵内含物：内含一梨形毛蚴。

（3）日本血吸虫毛蚴　①染色标本：呈梨形，全身被纤毛；②毛蚴孵化试验观察活毛蚴：取含活毛蚴的三角烧瓶放在有黑色背景的地方，用肉眼或放大镜寻找接近水面处快速运动的小白点（即毛蚴），毛蚴的运动特点为常朝一个方向作快速匀速直线运动，碰壁后折回。

（4）日本血吸虫尾蚴　①染色标本：虫体分体部和尾部，后者又包括尾干和尾叉两部分；②观察活尾蚴：尾部扭曲挥动，体部浮于水面，尾部悬于水面下并向前弯曲，体态稍呈逗点状。

（5）湖北钉螺（*Oncomelania hupenesis*）　①螺壳小呈圆锥形，长约10mm，宽3～4mm，有6～8个右旋的螺层；②壳口呈卵圆形，外缘背侧有一粗的隆起称唇嵴，有厣；③平原地区的钉螺螺壳表面有纵肋，称肋壳钉螺；山丘地区钉螺表面光滑，称光壳钉螺。

注意事项：应注意与其他人体寄生吸虫的螺类中间宿主进行比较鉴别，如肝吸虫的中间宿主豆螺、肺吸虫的中间宿主川卷螺、姜片虫的中间宿主扁卷螺等。

（6）日本血吸虫病动物模型（病兔或小鼠）　①成虫在肠系膜静脉或肝门静脉内寄生情况；②肝脏和肠壁上的白色虫卵肉芽肿结节。

（7）日本血吸虫病病理标本　肝脏和肠组织的病变情况。

（8）日本血吸虫病病理切片　①肝组织虫卵肉芽肿病变情况，可见在门静脉分支的远端成簇分布的虫卵；②虫卵周围的细胞浸润，可见大量的嗜酸性粒细胞。

2. 病原学检查

（1）直接涂片法　取经福尔马林固定的虫卵悬液少许置于洁净载玻片上，轻轻加上盖片，依次用低倍镜和高倍镜观察。

（2）肝组织压片　自实验动物模型的病兔或小鼠肝脏表面剪取白色结节，置洁净载玻片上，用盖玻片轻轻压平，低倍镜下观察虫卵形态。

（3）沉淀孵化法　沉淀浓集法和毛蚴孵化法联合应用（见综合性实验部分）。

3. 免疫学检测（IHA、ELISA见综合性实验部分）

环卵沉淀试验（COPT）：常用的COPT有双面胶纸条法和蜡封片法。

（1）双面胶纸条法　实验操作如下。

①双面胶纸条制作：取国产双面胶纸条（厚度约300μm）一块，裁剪成50mm×23mm长条，用打孔器打两个相距约8mm的圆孔（直径16mm）。双面胶纸条的一面有覆盖纸，将含有50个圆孔的胶纸条卷成一卷，备用；②取双面胶纸条卷，剪含有2个圆孔的胶纸条，将粘胶面紧贴在洁净的载玻片上，使它与玻片紧密粘牢；③揭去双面胶纸条上的覆盖纸，在圆孔内加入干卵100～150个，然后用定量移液器加入受检者血清50μl，将血清与干卵混匀；④用镊子将22mm×22mm的盖玻片小心地覆盖在圆孔上，并在盖玻片的四角稍加压力，使它与胶纸粘牢。将标本片置于37℃经48～72小时后，观察反应结果。反应标准及反应强度与蜡封片法COPT相同。

注意事项：在进行双面胶纸条试验时，应注意胶纸条粘胶面保持洁净，以保持其黏性，确保其与玻片紧贴。试验时用定量移液器加50μl血清于胶纸条圆孔中央，用小针将血清与干卵混匀，加盖玻片时，应避免产生气泡，并需在盖玻片的四角稍加压力，使它粘合严密，以免血清挥发，影响试验结果。

（2）蜡封片法　实验操作如下。

①先用熔化的石蜡在洁净的载玻片上划2条相距约20mm的蜡线（其作用可增加血清容量并可避免虫卵受压），在其间滴加受试者血清50～80μl（血清如无溶血及污染，在冰箱内保存10天对试验无影响）；②用针尖挑取日本血吸虫干卵（约100～150个左右）加入血清中混匀（虫卵过多或过少都会影响结果）；③覆盖24mm×24mm盖玻片，四周用石蜡密封（可防止蒸发及细菌繁殖），37℃孵育48～72小时，在显微镜下观察结果；④结果判断。

笔记

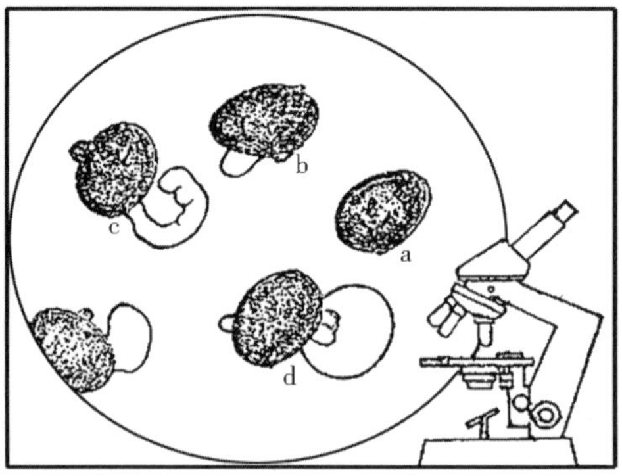

图 2-1　日本血吸虫环卵沉淀试验

表 2-5　日本血吸虫环卵沉淀试验结果判断

结果判断	镜下所见	结果说明
-	虫卵周围无沉淀物或仅出现直径小于 10μm 的泡状沉淀物者（a）	阴性
+	虫卵外周出现泡状沉淀物，累计面积小于虫卵面积的 1/2；或呈指状的细长卷曲样沉淀物，不超过虫卵的长径（b）	阳性
++	虫卵外周出现泡状沉淀物的面积大于虫卵面积的 1/2；或细长卷曲样沉淀物相当或超过虫卵的长径（c）	中度阳性
+++	虫卵外周出现沉淀物的面积大于虫卵本身面积；或细长卷曲样沉淀物相当或超过虫卵长径的 2 倍（d）	强阳性

* 根据以上的阳性反应记录环沉率。环沉率是指 100 个成熟虫卵中出现沉淀物的虫卵数。

注意事项：① 划蜡线时应将石蜡加热至开始冒烟时，再用棉签蘸蜡一次划成，以保持蜡线厚薄均匀，蜡线不宜过厚，线间距离不宜小于 20mm；② 在受试血清中加入干卵数不宜过多，以 100～150 个为宜，虫卵加入血清后须使虫卵均匀分散，切勿成团块；③ 应准确掌握 COPT 的阳性反应标准，阳性反应的特征，即在虫卵周围呈现沉淀物，并有明显的折光；④ 计算环沉率时，须计数 100 个成熟虫卵的反应，凡不成熟虫卵或破壳虫卵，不应计数。

【实验报告】

1. 绘日本血吸虫虫卵图并标出主要结构。
2. 标注日本血吸虫成虫形态结构名称。

（徐绍锐）

实验五　绦　　虫

（一）链状带绦虫（*Taenia solium*）

【目的与要求】

1. 掌握链状带绦虫与诊断有关的形态学特征及生活史要点；链状带绦虫病及囊尾蚴病常用的病原学检查方法。
2. 熟悉米猪肉病理标本特征；囊尾蚴病的常用免疫学检测方法。
3. 了解猪囊尾蚴对人体的危害。

【要点解析】

1. 生活史（图示）

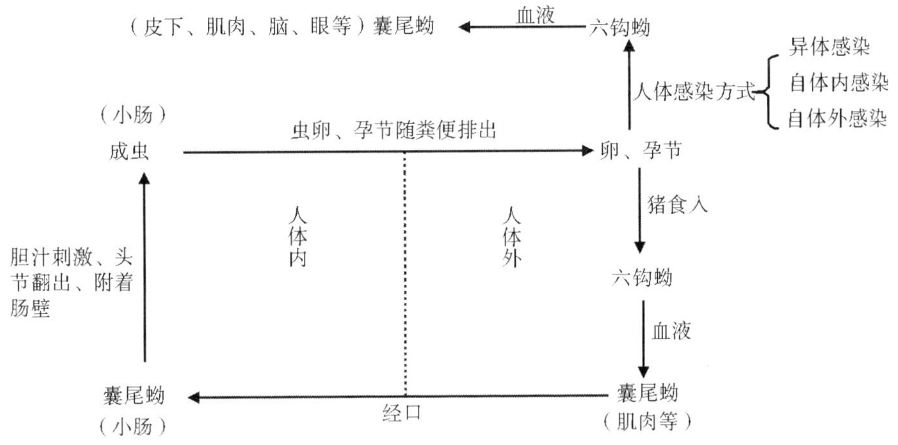

2. 要点

（1）终宿主　人。

（2）中间宿主　人、猪、野猪等。

（3）感染阶段　卵、囊尾蚴。

（4）感染途径　经口误食自体或异体排出的虫卵、孕节；或食入生的或未熟的含活囊尾蚴的猪肉；或因呕吐、反胃，肠逆蠕动使虫卵、孕节返回胃内，致卵内六钩蚴逸出而造成自体体内重复感染。

（5）寄生部位　成虫寄生于小肠；囊尾蚴寄生于皮下、肌肉、脑、眼等组织器官。

（6）致病阶段　囊尾蚴引起以占位性病变为主的猪囊虫病；成虫引起以夺取营养和肠壁机械损伤的猪带绦虫病，若自体内重复感染可发展为囊虫病。

（7）诊断虫期　活检囊尾蚴，粪检虫卵、成虫（包括孕节、成节、头节等）。

【实验指导及技术操作】

1. 示教内容

（1）成虫浸制标本（彩图 18）　①乳白色略透明，长约 2～4m，背腹扁平，前端较细，向后渐扁阔，带状分节，约 700 节～1000 节；②头节近似球形、颈部细短、幼节宽而短、成节略呈方形、孕节呈长方形；③每一节片的侧面有一生殖孔，略突出，不规则地分布于链体两侧。

（2）头节染色玻片标本（彩图 19）　头节细小，近似球形，直径约 1mm，有凸出的顶突，其上排列两圈小钩，有 4 个大而深的杯状吸盘。

（3）成节染色玻片标本（彩图 20）　①节片近方形，雌雄同体，具成熟雌、雄生殖器官各 1 套；②卵巢分 3 叶，左右侧叶较大，中央一小叶位于子宫与阴道之间；③子宫纵行于节片中央，为一细长盲管；④节片上方及两侧散布数百个呈滤泡状的睾丸；⑤卵黄腺呈块状，位于卵巢之后，生殖孔在节片的一侧。

（4）孕节染色玻片标本（彩图 21）　①节片呈长方形，仅含有发达且充满虫卵的子宫，其他器官均已萎缩退化；②子宫分支不整齐，自主干向两侧分支，每侧约 7～13 支，侧枝再分支呈树枝状。

注意事项：子宫侧枝的计数应从主干的基部开始。

（5）囊尾蚴浸制标本（彩图 22）　①呈卵圆形、黄豆大小、乳白色、半透明的囊状物；②囊壁分两层，外为皮层，内为间质层，囊内充满透明液体，内含一米粒大小的白色向内翻卷收缩的头节，其构造与成虫头节相同。

（6）囊尾蚴玻片标本　低倍镜观察，头节呈圆球形，其上有4个杯状的吸盘，吸盘中间有凸出的顶突，其上有两圈小钩。

（7）虫卵玻片或滴片标本（彩图23，彩图24）　①形状：呈圆形或卵圆形；②大小：中等偏小（直径31～43μm）；③颜色：棕黄色；④卵壳及胚膜：卵壳薄而透明，极易破碎。胚膜较厚，棕黄色，具放射状条纹；⑤卵内含物：内含一球形六钩蚴，直径约14～20μm，有3对小钩，一般镜下仅可见其中的几个。

注意事项：有卵壳的卵称为完整虫卵。但多数虫卵自孕节散出后，卵壳已破裂脱落而不可见，称为不完整虫卵，镜下所见的多数虫卵其最外层即为胚膜。

（8）病理标本　①米猪肉（彩图25）：肉眼观察猪肉肌纤维间有多个黄豆大小、乳白色的囊状物（猪囊尾蚴）；②囊尾蚴寄生于皮下、肌肉、脑、眼、心脏等病理标本，可见受染部位有椭圆形、乳白色的囊尾蚴。

2. 病原学检查

病原学检查可作为带绦虫病、囊尾蚴病的诊断依据。其中带绦虫病以粪便检查发现带绦虫节片或带绦虫虫卵；或驱虫治疗后检获带绦虫成虫或节片；或肛门拭子法（棉签拭子法或透明胶纸法）等检获带绦虫卵为诊断依据。囊尾蚴病以手术摘除的结节经压片法、囊尾蚴孵化试验和病理组织学检查发现囊尾蚴为确诊依据。

（1）检查成虫和节片

检查粪便内节片：留24小时粪便，观察有无白色、蠕动的节片。发现节片后，①将节片平置于两张载玻片之间，轻压后对光观察子宫分支数目，以确定虫种，此法适用于快速检查和虫种鉴定；②当子宫分支不清楚时，可将孕节用清水清洗后，用滤纸吸干虫体表面的水分，用1ml注射器，4号针头，抽取墨汁或卡红液少许，从孕节中央子宫主干处进针，缓慢推注墨汁或卡红液于子宫腔内，可见染液进入充满各子宫分支，水洗多余染液，将孕节夹于两载玻片之间、压片观察并计数子宫分支情况，确定虫种。

检查粪便内成虫链体或头节：服驱虫药后，收集粪便，查找成虫链体。成虫链体呈乳白色，扁平带状，分节，常断成几段。发现头节后，用眼科镊子或竹签轻挑于载玻片上，加生理盐水1～2滴（约50～100μl），低倍镜下观察。依据头节等特征做出虫种鉴定。

注意事项：①拣虫时动作要轻，勿使头颈断裂丢失；②鉴定孕节片时应戴橡皮手套以防止虫卵的感染；③送检的节片若已干，可用清水泡软后检查；④使用过的器皿应做消毒处理。

（2）检测虫卵　常用的方法有：粪便直接涂片法、改良加藤厚涂片法、自然沉淀法、离心沉淀法（见附录1）、肛门拭子法（棉签拭子法或透明胶纸法）等。

透明胶纸条法：将市售透明黏性胶带纸（宽约1.3cm或2.5cm），剪成与载玻片等长或稍短，粘于载玻片上，用小匙柄将其贴在载玻片的一面。轻轻撕开透明胶带，使其大部分脱离玻片，只留一小部分仍粘在玻片上，将撒开的胶带绕住匙柄的末端。用右手拿着透明胶带绕住的小匙，使玻片紧贴着小匙。用左手分开受检者臀部，使其肛门及附近皮肤皱褶尽量暴露，并用透明胶带拭子（匙端）压迫肛门周围的皱褶皮肤，以利粘着虫卵。将透明胶带粘面再折回贴在玻片上，将玻片置于显微镜下镜检。此法检查到虫卵的机会多于其他虫卵检查方法。

注意事项：①对可疑患者应行多次检查以提高检出率；②链状带绦虫卵与肥胖带绦虫卵在光镜下无法区别，检出的虫卵只能报告为带绦虫卵。

（3）检测囊尾蚴

压片法：手术摘取皮下或肌肉组织内的结节，取出内囊，抽出囊液后置于两载玻片之间，轻轻压平，低倍镜下检查有无头节，猪带绦虫囊尾蚴头节的结构与成虫头节相同，近似球形，具有被内外两圈头钩围绕的顶突和4个吸盘。

笔记

囊尾蚴孵化试验：手术摘除结节，轻提远离头节端外囊，剪一小口，剥离内囊，置于50%的胆汁生理盐水中，于37℃温箱中孵化，若为活的囊尾蚴，10～60分钟可见头节伸出。此方法可检查囊尾蚴的存活情况。孵化12小时若无头节伸出，可在显微镜下观察其结构。

病理组织学检查：手术摘除的结节，用10%福尔马林液固定后冲洗，用浓度递增的酒精脱水，石蜡包埋，切片机连续切片，厚度7～10μm。切片用二甲苯脱蜡，苏木素－伊红染色，显微镜下观察头节的结构。

注意事项：重点观察头节上有无顶突、小钩等结构特征。

3. 免疫学检测

作为囊尾蚴病的实验室辅助诊断。常用的方法有：间接红细胞凝集试验（IHA）、酶联免疫吸附试验（ELISA）、循环抗原（CAg）检测、短程抗体（IgG_4）检测等。

样本采集：采集患者静脉血2ml，分离血清或在无菌条件下行腰椎穿刺取脑脊液1～2ml备检。检测标本及其处理按试剂盒说明进行操作及判断结果。

（1）间接红细胞凝集试验（IHA）

实验原理：将可溶性囊尾蚴抗原吸附于红细胞表面，在适宜条件下，致敏红细胞与相应囊尾蚴抗体相互作用，发生特异性抗原－抗体反应，出现肉眼可见的红细胞凝集现象。

主要试剂与器材如下。

①0.01mol/L pH6.4 PBS；②三氯化铬溶液：$CrCl_3 \cdot 6H_2O$ 532mg溶于100ml蒸馏水，置4℃冰箱保存，临用时作1∶500稀释；③鞣酸溶液：鞣酸100mg，溶于20ml蒸馏水中，置4℃冰箱保存，临用时作1∶20 000稀释；④10%戊二醛处理人“O”型红细胞，临用时以pH6.4 PBS洗涤2次，备用；⑤健康兔血清：无菌抽取健康家兔心脏血液，分离血清，56℃灭活30分钟，并以人“O”型红细胞吸收处理，冰箱保存；⑥0.5%兔血清（pH6.4 0.5%生理盐水PBS）；⑦囊尾蚴抗原的制备：收集新鲜的猪囊尾蚴，在无菌条件下用2ml的注射器收集囊液。然后以每分钟2500转离心30分钟，吸取上清液，置冰箱保存备用；⑧红细胞致敏：取pH6.4 PBS 1ml及1∶10的抗原1ml，加入试管中，再加入三氯化铬稀释液1ml，混匀后置37℃水浴5分钟，取出后加入3ml经2次洗涤的10%的醛化沉积红细胞（0.3ml），充分混匀，即刻加入1∶20 000鞣酸溶液1ml，混匀，置37℃水浴致敏15分钟，期间振摇1～2次，取出后以1200转离心5分钟，弃上清，再用0.5%兔血清洗涤致敏红细胞两次，最后将红细胞加入40ml 0.5%兔血清中，使红细胞浓度为0.75%；⑨器材：冰箱、水浴箱、V型有机玻璃微量血凝板、金属稀释棒、微型震荡器等。

实验方法：采用96孔V型有机玻璃微量血凝板，每排8孔，每孔加入0.5%兔血清1滴（50μl），然后用0.025ml金属稀释棒沾取被检血清于第1孔内，作倍比稀释至第7孔，第8孔为0.5%兔血清对照。每孔加入抗原致敏红细胞1滴（50μl），置微型振荡器振摇2分钟，室温下放置1小时，观察结果。

结果判断：以1∶8稀释血清孔的红细胞呈（++）凝集为阳性，以红细胞呈（++）凝集的血清最大稀释倍数为阳性滴度。

（2）酶联免疫吸附试验（ELISA）

实验原理：将囊尾蚴抗原包被于固相载体上，与待检血清作抗原－抗体特异性反应，再与酶标记第二抗体或酶标记抗原相结合，加入底物显色，比色测定反应溶液颜色的深浅（吸光度值）。

主要试剂与器材如下。

①10倍PBS储存液，使用时作1∶10稀释；②洗涤液（PBS－T）：PBS 1000ml加吐温－20 0.5ml即成；③血清稀释液（pH7.2）：0.05mol/L Na_2HPO_4 72ml，0.05mol/L KH_2PO_4 28ml，混合后再加0.85g NaCl和1∶10的吐温－20 0.5ml（也可不加吐温－20）；④底物：0.2mol/L Na_2HPO_4 2.4ml，0.1 mol/L 枸橼酸2.6ml，蒸馏水5ml，混匀后加入4mg邻苯二胺，最后加人 H_2O_2

笔记

15μl（临用时现配）；⑤抗原制备同囊尾蚴间接血凝试验；⑥器材：反应板、湿盒、冰箱、孵育箱、微量加样器、酶标仪等。

实验方法：以聚苯乙烯反应板为载体，将1∶2000稀释的囊尾蚴抗原分别加入孔内，每孔中加入0.2ml，置湿盒内于37℃孵育箱2小时，然后转入4℃冰箱过夜，次日取出，洗涤3次（每次3～5分钟）后加入1∶50稀释的患者血清0.2ml，置37℃孵育箱2小时，同上法洗涤3次，然后加入1∶2000稀释的酶结合物0.2ml，置37℃ 3小时，冲洗3次，加底物溶液0.2ml，30分钟后加终止液，用酶标仪测定吸光度A值。

结果判断：待检血清孔A值≥健康对照血清孔平均A值的1.5倍为阳性。

（3）循环抗原（CAg）检测

实验原理：单克隆抗体分别用作包被和酶标记抗体，采用双抗体夹心法检测囊尾蚴病患者血清或脑脊液中的循环抗原。

主要试剂与器材如下。

①试剂盒组成：囊尾蚴病CAg检测反应板（抗体预包被酶标板），酶标抗CAg抗体，CAg阳性对照血清，CAg阴性对照血清，显色剂A液，显色剂B液，显色终止液，浓缩PBS－T（每瓶20 ml，用前以蒸馏水稀释20倍），聚乙二醇（PEG）6000（每包7.0g，1包，用前以100ml PBS－T液溶解）；②器材：反应板、微量加样器、离心机、水浴箱、孵育箱、酶标仪等。

标本处理：CAg在血清和脑脊液中已与抗体结合形成免疫复合物，须破坏抗体后方能检测，作预处理如下。

①脑脊液：取脑脊液0.2ml沸浴5分钟，待冷至室温后取0.1ml检测；②血清：取血清1.0ml加入等量7% PEG溶液混匀，室温静置20分钟，每分钟2000转离心沉淀30分钟，弃上清，将离心管倒置3～5分钟，并用吸水纸除尽管口液体；沉淀物用0.1ml PBS－T和0.1ml蒸馏水重悬，沸浴5分钟，待冷至室温后检测。

实验方法如下。

①加检样：将经过预处理的脑脊液或血清加入反应孔中，每孔0.1ml，每板设阳性和阴性血清对照及空白对照各1孔，37℃1小时或43℃ 30分钟后置2℃～8℃过夜，洗3次，拍干；②加酶标记抗体：每孔0.1ml（空白孔不加），43℃ 30分钟或37℃ 2小时后洗3次，拍干；③加底物溶液：每孔加显色剂A、B液各1滴（50μl），室温下避光反应15～20分钟；④加显色终止液：每孔0.05ml。

结果判定：以空白孔调零，用酶标仪测定各孔A_{450nm}值，样品孔A值大于阴性对照孔A值2.1倍者为阳性，阴性对照孔A值不足0.03者按0.03计算。

临床意义：CAg阳性表示患者体内有存活的虫体，但部分棘球蚴病患者也可呈阳性，应注意临床鉴别；对初诊病例除检测CAg外，还应同时作抗体检测，以免漏检。

注意事项：对于脑型患者，可同时检测血清和脑脊液CAg，以提高检出率。

（4）短程抗体（IgG_4）检测

实验原理：囊尾蚴抗原包被载体，与待检血清（IgG_4）特异性结合，加入抗人IgG酶结合物，形成已知抗原－待检抗体－酶标记抗体复合物，加入底物显色，根据颜色深浅（或吸光度值）判断结果。

主要试剂与器材如下。

①试剂盒组成：抗原包被板、样本稀释液、抗人IgG、酶结合物、终止液、PBS－T固体洗涤剂、阴性对照、底物稀释液、阳性对照、底物干粉；②洗涤液及样本稀释液的配制：将每袋PBS－T固体洗涤剂用500ml蒸馏水充分溶解，作为反应板洗涤液和样本稀释液；③样本稀释：若为血清则直接进行加样反应；若为滤纸血，则按直径1.1cm圆片加200μl样本稀释液，37℃

浸泡2小时（或4℃环境中过夜）备用；④器材：反应板、微量移液器、孵育箱、酶标仪等。

实验方法如下。

①加样反应：取出所需量的反应板条，若为血清样本，每孔加样本稀释液2滴（约0.1ml），再分别加入待检血清10μl，混匀；若为滤纸血样本，则直接加入100μl已稀释处理好的滤纸血即可。同时设阴性、阳性及空白对照各1孔，阴性、阳性对照与血清样本处理方法相同，空白对照孔仅加入样本稀释液2滴（约0.1ml），37℃避光反应90分钟后甩去孔内液体，每孔注满洗涤液，静置30秒钟后甩去，共洗5次，每次需静置30秒钟，最后一次拍干；②加酶结合物：除空白对照孔外，其余每孔加酶结合物2滴（约0.1ml），37℃避光反应90分钟后甩去孔内液体，如上洗涤，拍干；③显色反应：将底物干粉完全溶解于底物稀释液中，混匀，每孔加入底物溶液2滴（约0.1ml），37℃下避光显色30分钟，加终止液1滴（约0.05ml），混匀。

结果判断如下。

①肉眼观察：阴性对照无色，阳性对照呈黄色，表示试验有效。待检孔呈无色表示该标本为阴性，待检孔呈黄色表示该标本为阳性；②仪器判断：以空白对照调零，用酶标仪读取A_{405nm}值，待检孔A值大于阴性对照A值2.1倍者为阳性，当阴性对照A值低于0.05时按0.05计算。

临床意义：囊尾蚴特异性IgG_4的检出与体内囊尾蚴的存活有一致性，机体感染囊尾蚴后血清特异抗体水平显著升高，尤以特异性IgG_4为主，感染消除后特异抗体可持续存在，但特异性IgG_4会迅速降低或消失。因此，检出囊尾蚴特异性IgG_4在囊尾蚴病诊断和疗效考核中具有很好的应用价值。

注意事项如下。

①注意试剂盒的保质期，检测试剂置于4℃保存，使用时应先恢复至室温；②底物溶解后4℃避光可保存一周，应尽快用完；③肉眼判断结果不太鲜明，最好以酶标仪测A值来判断结果；④样本需长期保存时须置于-20℃环境中；⑤终止液有腐蚀性，应避免与皮肤接触。

【实验报告】

1. 绘制带绦虫虫卵、链状带绦虫头节、孕节图并标示主要结构名称。
2. 描述链状带绦虫成节的结构特征。
3. 以米猪肉为例书写囊尾蚴压片法实验报告。

（二）肥胖带绦虫（*Taenia saginata*）

【目的与要求】

1. 掌握肥胖带绦虫与诊断有关的形态学特征；肥胖带绦虫病常用的病原学检查方法；两种带绦虫在形态、生活史、致病、实验室诊断等方面的主要区别。
2. 熟悉肥胖带绦虫虫卵及囊尾蚴的形态特征。

【要点解析】

1. 生活史（图示）

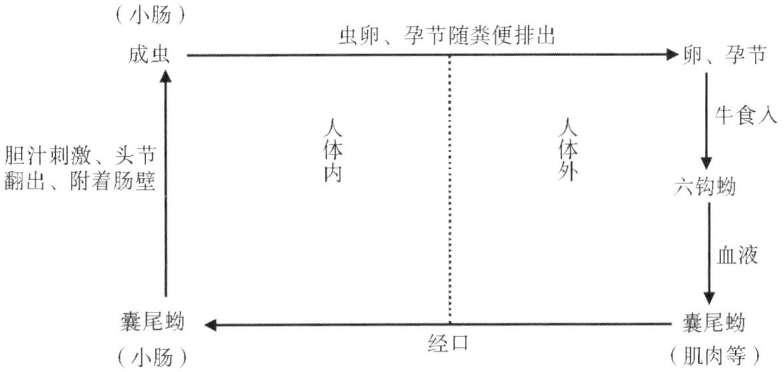

笔记

2. 要点

(1) 终宿主　人是唯一终宿主。

(2) 中间宿主　牛、牦牛、羊、羚羊等食草动物。

(3) 感染阶段　囊尾蚴。

(4) 感染途径　经口食入生的或半生的含活囊尾蚴的牛肉或其他食草动物的肉类。

(5) 寄生部位　成虫寄生于人小肠；囊尾蚴寄生于牛的肌肉等组织。

(6) 致病阶段　成虫（夺取营养和肠壁机械损伤引起牛带绦虫病）。

(7) 诊断虫期　粪检成虫（孕节、成节、头节）、虫卵。

【实验指导及技术操作】

1. 示教内容

注意与猪带绦虫区别。

(1) 成虫浸制标本　①虫体长约4~8m或更长，体壁肥厚微黄不透明，背腹扁平，带状分节，约1000~2000节；②由头节、颈部、幼节、成节、孕节组成。

注意事项：肥胖带绦虫外形与链状带绦虫相似，但节片肥厚不透明，虫体更长。

(2) 头节染色玻片标本　①头节略呈方形，直径约1.5~2mm；②有4个吸盘；③无顶突及小钩。

注意事项：与猪带绦虫头节进行比较鉴别，如形状、有无顶突、小钩等。

(3) 成节染色玻片标本　①节片近方形，雌雄同体，具雌、雄生殖器官各1套；②卵巢分左右2叶，子宫前端常见短小的分支，子宫无开口呈细长盲管；③滤泡状睾丸数较猪带绦虫多一倍；④卵黄腺位于节片中央后部，生殖孔在节片的一侧。

注意事项：与猪带绦虫成节进行比较鉴别，如卵巢分叶数、睾丸数等。

(4) 孕节染色玻片标本　①节片呈长方形，仅含有发达且充满虫卵的子宫；②子宫分支较整齐，每侧约分15~30支。

注意事项：与猪带绦虫孕节进行比较鉴别，如孕节侧支数。

(5) 囊尾蚴浸制标本　注意事项：①牛带绦虫囊尾蚴肉眼形态与猪带绦虫囊尾蚴相似，不易区别；②镜下观其头节构造与成虫头节相似无顶突与小钩，可与猪带绦虫囊尾蚴相区别。

(6) 囊尾蚴玻片标本　低倍镜观察，头节呈方形，其上有4个吸盘，无顶突及小钩，注意与猪带绦虫囊尾蚴的区别。

(7) 虫卵玻片或滴片标本　注意事项：①与猪带绦虫虫卵极其相似，光学显微镜下不易区别；②光镜下检出统称为带绦虫卵。

(8) 病理标本　观察牛囊尾蚴寄生于牛心脏、肌肉等组织的病理标本。

2. 病原学检查

牛带绦虫病原学检查方法与猪带绦虫病原学检查方法相同，也以在粪便内查见成虫、孕节、虫卵等为确诊依据（方法参见猪带绦虫病原学检查）。用透明胶纸法在肛周皮肤上查到虫卵的概率较猪带绦虫高。需要注意的是牛带绦虫的头节、孕节与猪带绦虫的头节、孕节在形态、结构等方面的主要区别，以便做出虫种的鉴定。

【实验报告】

1. 绘制肥胖带绦虫头节、孕节图并标示主要结构名称。
2. 描述肥胖带绦虫成节的结构特征。

（三）细粒棘球绦虫（*Echiniococcus granulosus*）

【目的与要求】

1. 掌握细粒棘球绦虫棘球蚴、棘球蚴砂的形态特征。

笔记

2. 熟悉包虫病常用的病原学检查方法及免疫学检测方法。

3. 了解细粒棘球绦虫成虫的形态特征。

【要点解析】

1. 生活史（图示）

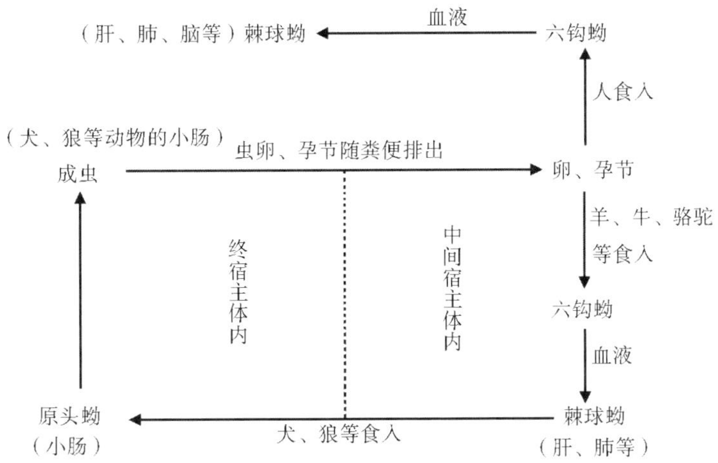

2. 要点

（1）终宿主　犬、狼、豺等犬科食肉动物。

（2）中间宿主　人，羊、牛、骆驼、马等多种食草类动物，野生动物有鹿、野兔、袋鼠等。

（3）感染阶段　虫卵。

（4）感染途径　经口误食虫卵或孕节。

（5）寄生部位　成虫寄生于犬、狼等终宿主的小肠；棘球蚴寄生于人、羊、牛、骆驼等中间宿主的肝、肺、腹腔、胸腔、脑等多种组织。

（6）致病阶段　棘球蚴（引起以机械损害为主的包虫病，常见于肝、肺等组织）。

（7）诊断虫期　棘球蚴。

【实验指导及技术操作】

1. 示教内容

（1）成虫玻片染色标本　低倍镜下观察：①小型绦虫，长 2 ~ 7mm，乳白色，多分为头颈部、幼节、成节和孕节 4 节；②头节：略呈梨形，具顶突及 4 个吸盘，顶突上有两圈大小相间的小钩，呈放射状排列；③成节：有雌、雄生殖器官各 1 套，结构与带绦虫相似；生殖孔位于节片一侧中部偏后；睾丸 45 ~ 65 个，均匀地分布于生殖孔水平线前后方；④孕节：长度占虫体全长的 1/2；仅见具不规则分支和侧囊的子宫，有侧囊是细粒棘球绦虫的特征，子宫内充满虫卵；生殖孔开口于节片一侧中部。

（2）棘球蚴砂染色标本　低倍镜或高倍镜观察原头蚴和生发囊。

原头蚴（彩图 26）：大小为 170μm × 122μm，有内陷型和外翻型两种类型。①内陷型原头蚴呈椭圆形或圆形，头节内陷使 4 个吸盘、顶突及 2 圈小钩凹入原头蚴体内，顶突不明显，吸盘多因重叠，通常可见 2 个吸盘，后部实质组织中散布有许多钙质颗粒；②外翻型原头蚴头节翻出呈球形，顶突、小钩、吸盘常清晰可见，后部呈带状，内含实质组织、钙质颗粒。

生发囊：为仅有一层生发层的小囊，直径约 1mm，借小蒂与胚层相连，在小囊壁上，可见数量不等的原头蚴，原头蚴或聚集成堆。

（3）棘球蚴囊壁组织切片标本　低倍镜下可见棘球蚴囊壁分为 2 层（合称内囊）：①外层

笔记

为角皮层，乳白色，厚约1～4mm，似粉皮，较脆易破，光镜下无细胞结构，呈多层纹理状；②内层为生发层（又叫胚层），厚约20～25μm，含有许多细胞核及少量肌纤维，由胚层向囊内长出许多原头蚴、生发囊和子囊；③棘球蚴外有宿主组织形成的纤维包膜，即外囊。

（4）棘球蚴浸制标本（彩图27） 肉眼观察：①虫体为大小不等、乳白色、半透明的圆形或不规则的囊状体；②囊内充满无色透明或淡黄色的囊液；③脱落的原头蚴、生发囊、子囊及孙囊悬浮于囊液中（棘球蚴砂）。

（5）虫卵玻片标本 同带绦虫卵。

（6）病理标本 棘球蚴多寄生于人或羊、牛、骆驼等食草动物的肝、肺等组织。肉眼观察：①在受染脏器表面有一个或数个大小不等的囊状物，其剖面内层可见较厚，乳白色、松脆易破裂、似粉皮样的角皮层，其内为很薄的胚层；②囊壁上可见许多粟粒状突起，即为生发囊；③囊腔内囊液、棘球蚴砂剖开时已流失。

2. 病原学检查

手术活检材料、切除病灶或排出物中发现棘球蚴囊壁、子囊、原头蚴、或头钩即可确诊。

棘球蚴砂显微镜检查 原理：肝、肺等脏器内的棘球蚴可因挤压、震动、外伤、手术不慎等造成破裂，大量囊液、囊壁、子囊和原头蚴等可进入胆道、腹腔、肺内和胸腔等部位，偶可随痰液咳出、尿液排出，或引起腹水、胸水等。故取腹水、胸水、痰液、尿液等做病原学检查时，查出原头蚴、子囊或棘球蚴碎片等具有诊断意义。

材料：待检标本、滴管、载玻片、盖玻片、生理盐水、离心管、离心机、显微镜等。

方法：①直接镜检，将腹水、胸水、痰液、尿液等标本直接滴在载玻片上，加盖玻片后镜检；②离心浓集镜检，将腹水等标本加适量生理盐水稀释混匀后，每分钟2000转，离心5～10分钟，吸取沉渣涂片镜检，若查见棘球蚴砂或棘球蚴碎片等即可确诊。

3. 免疫学检测

人体包虫病免疫学检测方法以酶联免疫吸附试验（ELISA）最为常用且较敏感。可用于检测包虫特异性抗体、循环抗原（CAg）、循环免疫复合物（CIC）等。

（1）酶联免疫吸附试验（以检测特异性抗体为例）

实验原理：将棘球蚴抗原包被于固相载体上，与待检血清作抗原-抗体特异性反应，再与酶标记第2抗体相结合，加入底物显色，比色测定反应溶液吸光度值，计算阳性临界值，做出结果判断。

主要试剂与器材如下。

抗原：①囊液粗抗原，完整的棘球蚴组织表面洗净消毒后，无菌抽取囊液，将囊液经每分钟5000转离心20分钟，上清液冻存备用；②纯化抗原，取20ml离心后的囊液上清，加入2mol/L $MgCl_2$和4%磷钨酸（用NaOH调节pH至7.5～7.6）各1.2ml；室温搅拌5分钟，每分钟5000转离心30分钟；将沉淀用0.02mol/L pH 7.2 PBS溶解；4℃透析24小时，测定蛋白浓度，-20℃冻存；③特异性抗原。

抗体：待检血清、HRP标记的抗人IgG、阴性对照、阳性对照。

主要试剂：0.05mol/L pH9.6碳酸缓冲液，0.05%吐温-20磷酸盐缓冲液（0.02mol/L，pH7.4 PBS-T），含3%BSA的PBS-T，邻苯二胺或四甲基胺/四甲基联苯胺硫酸盐，2mol/L H_2SO_4。

器材：反应板、无菌注射器、微量移液器、透析袋、离心机、冰箱、湿盒、孵育箱、酶标仪等。

实验方法如下。

①抗原包被：用0.05mol/L pH9.6碳酸缓冲液稀释抗原至工作浓度，每孔加入100μl，置湿盒4℃过夜。次日，倾去抗原，用含0.05%吐温-20的磷酸盐缓冲液（0.02mol/L，pH7.4 PBS-T）洗涤3次，每次3分钟，拍干；②加待检血清：血清用含3%BSA的PBS-T 1:200稀

笔记

释，每孔加入100μl，每板应设参考阳性1孔，参考阴性3孔及PBS对照1孔，置湿盒37℃ 1小时，取出倾去血清，同前洗涤3次；③加酶标记第二抗体：加入工作浓度的HRP标记的抗人IgG 100μl，37℃ 1小时，倾去第二抗体，同前洗涤；④加底物显色：加邻苯二胺（OPD，橙红色）或四甲基胺/四甲基联苯胺硫酸盐（TMB/TMBS，蓝色）底物溶液100μl，37℃，30分钟；⑤加终止液：2mol/L H_2SO_4 50μl。

结果判定：于酶标仪读取492nm（OPD）或450nm（TMB/TMBS）吸光度值，以待测样本（S）与阴性对照血清（N）的S/N比值≥2.1为阳性临界值。

【实验报告】

1. 绘制细粒棘球绦虫原头蚴图并标示主要结构名称。
2. 描述细粒棘球绦虫棘球蚴的形态特征。

（四）曼氏迭宫绦虫（*Spirometra mansoni*）

【目的与要求】

1. 掌握曼氏迭宫绦虫裂头蚴、虫卵的形态特征。
2. 曼氏迭宫绦虫病常用的病原学检查方法。
3. 熟悉裂头蚴病常用的免疫学检测方法。
4. 熟悉曼氏迭宫绦虫裂头蚴对人体的危害。
5. 了解曼氏迭宫绦虫成虫、钩球蚴、原尾蚴的形态特征。

【要点解析】

1. 生活史（图示）

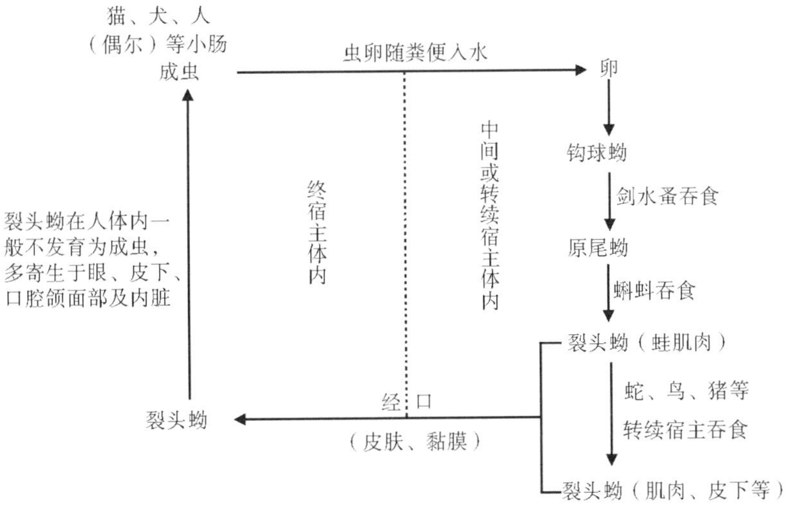

2. 要点

（1）终宿主　猫、犬、虎、豹等食肉动物。

（2）中间宿主　第一中间宿主为剑水蚤；第二中间宿主为蛙。

（3）转续宿主　为蛇、鸟、猪等。人可作为曼氏迭宫绦虫的转续宿主，但偶尔也可作为曼氏迭宫绦虫的第二中间宿主，甚至终宿主。

（4）感染阶段　裂头蚴、原尾蚴。

（5）感染途径　贴敷蛙肉经皮肤、黏膜感染；生食或半生食蛙、蛇、鸡等中间宿主或转续宿主的肉类，或饮生水中含已感染原尾蚴的剑水蚤经口感染。

（6）寄生部位　成虫偶可寄生于人体小肠；裂头蚴常见寄生部位为眼、四肢躯干皮下、口

笔记

腔颌面部、脑，也可寄生于生殖系统、消化道、呼吸道等。

（7）致病阶段　裂头蚴（引起各种裂头蚴病或增殖裂头蚴病，危害严重）、成虫（致曼氏迭宫绦虫病）。

（8）诊断虫期　裂头蚴、虫卵、成虫。

【实验指导及技术操作】

1. 示教内容

（1）成虫浸制标本（彩图 28）　①虫体大小(60 ~ 100) cm ×(0.5 ~ 0.6) cm，乳白色，呈带状，分节；②头节细小呈指状，颈节细长，链体约 1000 个节片；③节片一般宽大于长，但体末端的节片近似正方形；④大部分节片中央可见淡黄色凸起的子宫，其内充满虫卵。

（2）头节染色玻片标本（彩图 29）　①头节细小，呈指状；②背腹两面各有 1 纵行的吸槽；③无吸盘、顶突及小钩。

注意事项：注意与圆叶目绦虫在头节方面的区别。如头节指状具吸槽等。

（3）成节与孕节染色玻片标本（彩图 30）　①成节与孕节的结构基本相似，均具雌、雄生殖器官各 1 套；②卵巢分 2 叶，位于节片后部中央；③子宫略突起肉眼可见，位于节片中央，螺旋状盘曲，紧密重叠，呈发髻状，其内充满虫卵，子宫孔开口于阴道之后；④睾丸呈小泡状，散布在节片靠中部的实质中，雄性生殖孔开口于节片前部中央腹面。

注意事项：注意与圆叶目绦虫的区别，如子宫有开口，成节与孕节结构相似等。

（4）虫卵玻片标本（彩图 31）　①形状：橄榄核状，两端稍尖；②大小：(52 ~ 76) μm ×(31 ~ 44) μm（中等大小）；③颜色：浅灰褐色；④卵壳：较薄，一端有卵盖，呈三角形；⑤内含物：1 个不明显的卵细胞和多个卵黄颗粒。

注意事项：曼氏迭宫绦虫虫卵特征似吸虫卵，如有卵盖、内含卵黄颗粒及卵细胞，入水发育等。

（5）钩球蚴、原尾蚴玻片标本（彩图 32，彩图 33）　①钩球蚴呈圆形或椭圆形，80 ~ 90μm，全身披纤毛；②原尾蚴分体部和尾部两部分，大小为(260 ~ 262) μm ×(44 ~ 100) μm，前端凹陷，活动时伸出如吻状。尾部呈球形，大小为 50 ~ 40μm，内有 6 条小钩。

（6）裂头蚴玻片或浸制标本（彩图 34）　①呈扁形面条状，乳白色，长短不一，(30 ~ 360) mm ×0.7mm；②头端膨大无吸槽，中央有一明显凹陷，与成虫的头节相似；③体不分节，具有不规则横纹，末端多呈钝圆形，活时伸缩能力很强。

（7）裂头蚴切片标本　①表皮较厚，无体腔和消化道；②最前端有一凹陷；③体不分节，但有横裂结构，体内有许多钙颗粒。

（8）中间宿主　曼氏迭宫绦虫的生活史需要 3 个宿主。

第一中间宿主：剑水蚤玻片标本，可见剑水蚤血腔内有多个原尾蚴寄生，多时可达 20 ~25 个。

第二中间宿主：蛙类浸制标本，观察蛙肌肉内裂头蚴寄生情况，裂头蚴多在蛙类大腿内侧皮下寄生。

转续宿主：蛇浸制标本，观察蛇体内及皮下裂头蚴寄生情况，或观察其他转续宿主体内裂头蚴寄生情况。

2. 病原学检查

曼氏迭宫绦虫成虫感染以粪便检出虫卵或节片为确诊依据，方法同带绦虫检查。

裂头蚴病以在眼、皮下等寄生部位手术检出裂头蚴为确诊依据。

3. 免疫学检测

常采用 ELISA 和胶体金免疫渗滤法（DIGFA），有较高的敏感性和特异性。

（1）酶联免疫吸附试验（检测曼氏裂头蚴抗体 IgG4）

实验原理：将曼氏裂头蚴抗原包被于固相载体上，与待检血清作抗原 – 抗体特异性反应，再与酶标记第2抗体相结合，加入底物显色，比色测定反应溶液颜色的深浅（吸光度值）。

主要试剂与器材如下。

①抗原：曼氏裂头蚴抗原；②抗体：待检血清、HRP标记抗体（HRP标记的鼠抗人IgG_4）；③主要试剂：pH9.6碳酸盐缓冲液、pH7.6 PBS－T液、TMB底物溶液、2mol/L H_2SO_4；④器材：反应板、微量移液器、冰箱、孵育箱、酶标仪等。

实验方法如下。

①抗原包被：用pH 9.6碳酸盐缓冲液稀释曼氏裂头蚴抗原2.5μg/ml，按每孔120μl包被酶标板，置4℃冰箱过夜，用pH7.6 PBS－T洗涤3次；②加检样：加1∶200稀释待检血清，每孔100μl，37℃孵育1小时，洗涤3次；③加酶标抗体：加鼠抗人IgG_4 HRP结合物（1∶500稀释）每孔100μl，37℃孵育1小时，洗涤3次；④加底物：加TMB底物溶液每孔100μl，置暗盒室温孵育15分钟，加1滴2mol/L H_2SO_4终止反应；⑤检测：在酶标仪上450nm波长处测吸光度值（A值）。

结果判断：待检血清A值≥健康对照血清（50人份）平均A值＋2SD判为阳性。

（2）免疫金标渗滤法（检测曼氏裂头蚴抗体IgG）

实验原理：将曼氏裂头蚴抗原包被在NC膜上，与待检血清作抗原－抗体特异性反应，再与胶体金SPA相结合，根据显色反应作出判断。

主要试剂与器材如下。

①试剂盒：包括检测装置、洗脱液（pH7.6 PBS－T）、胶体金SPA标记物等；②待检血清。

实验方法：取检测盒置一平面上，中央圆孔中加洗脱液（pH7.6 PBS－T）2滴，使加样孔上的NC膜湿润；加待检血清25μl，待完全渗入后加洗脱液1滴，洗去未结合抗体；再加胶体金SPA标记物1滴，待渗入后加洗脱液2滴，肉眼判读结果。

结果判断：对照区及检测区均出现红色圆点为阳性，仅对照区出现红色圆点为阴性。

【实验报告】

1. 绘制曼氏迭宫绦虫虫卵图并标示主要结构名称。
2. 描述曼氏迭宫绦虫裂头蚴的形态特征。

（五）微小膜壳绦虫（*Hymenolepis nana*）

【目的与要求】

1. 掌握微小膜壳绦虫虫卵、孕节的形态特征。
2. 掌握微小膜壳绦虫病常用的病原学检查方法。
3. 熟悉微小膜壳绦虫成虫的形态特征。
4. 了解微小膜壳绦虫似囊尾蚴的形态特征。

【要点解析】

1. 生活史（图示）

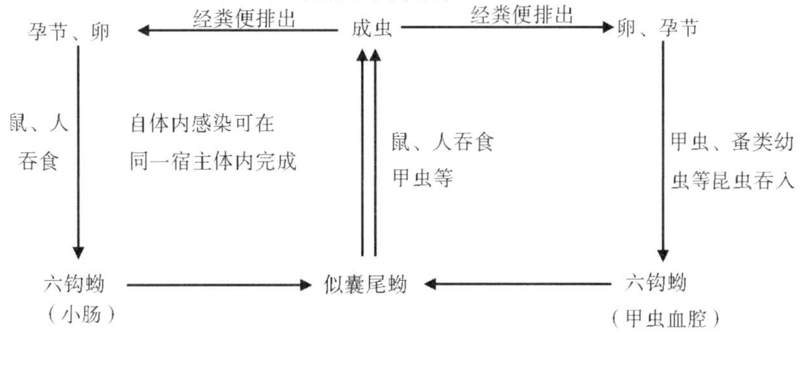

笔记

2. 要点

（1）终宿主　鼠、人。

（2）中间宿主　面粉甲虫、蚤类幼虫、拟谷盗等昆虫。

（3）感染阶段　虫卵、似囊尾蚴。

（4）感染途径　误食虫卵、孕节或含似囊尾蚴的甲虫、蚤等昆虫经口感染；或自体内重复感染。

（5）寄生部位　成虫寄生于小肠，似囊尾蚴可寄生于同一宿主的肠绒毛内。

（6）致病阶段　成虫（引起微小膜壳绦虫病）。

（7）诊断虫期　粪检虫卵、成虫（孕节、成节）。

【实验指导及技术操作】

1. 示教内容

（1）成虫浸制标本　①虫体纤细，属小型绦虫，大小(5～80) mm×(0.5～1) mm；②呈乳白色，分节带状；③颈部较长而纤细，链体有100～200个节片，多者可达近千节，节片宽短；④生殖孔位于节片的同一侧。

（2）头节、链体染色玻片标本

头节：①细小呈球形，直径0.13～0.4mm；②具有4个吸盘和1个短而圆可自由伸缩的顶突；③顶突上有小钩20～30个，排成1圈。

成节：①有3个椭圆形睾丸，横向排列在节片中部；②储精囊发达；③卵巢呈分叶状，位于节片中央；④卵黄腺呈球形，位于卵巢后方的腹面。

孕节：①最大；②子宫呈袋状，其内充满虫卵。

（3）虫卵玻片或滴片标本（彩图35）　①形状：圆形或椭圆形；②大小：(48～60) μm×(36～48) μm（中等偏小）；③颜色：无色透明；④卵壳与胚膜特点：卵壳较薄、透明，其内具有较厚的透明胚膜，胚膜两端稍隆起，并各自发出4～8根丝状物（极丝），弯曲地延伸在卵壳和胚膜之间；⑤内含物：1个六钩蚴。

注意事项：镜下观察虫卵时光线不宜太强。陈旧性虫卵极丝一般不易看到。

（4）似囊尾蚴玻片标本（彩图36）　①全长为320～384μm；②分囊体和尾部两部分，囊体与尾部界线明显；③囊体呈圆形或椭圆形，宽201～208μm，头节缩入囊腔内，呈倒伏状，有吻突和吻钩；④尾部囊泡状，含六胚钩，两侧各1对，后部中央有1对。

2. 病原学检查

粪便查到虫卵或虫体、孕节可确诊。

【实验报告】

1. 绘制微小膜壳绦虫虫卵图并标示主要结构名称。
2. 描述微小膜壳绦虫头节、成节与孕节的结构特征。

（六）缩小膜壳绦虫（*Hymenolepis diminuta*）

【目的与要求】

1. 掌握缩小膜壳绦虫虫卵、孕节的形态特征。
2. 掌握缩小膜壳绦虫病常用的病原学检查方法。
3. 熟悉缩小膜壳绦虫成虫的形态特征。
4. 了解缩小膜壳绦虫对人体的危害。

【要点解析】

1. 生活史（图示）

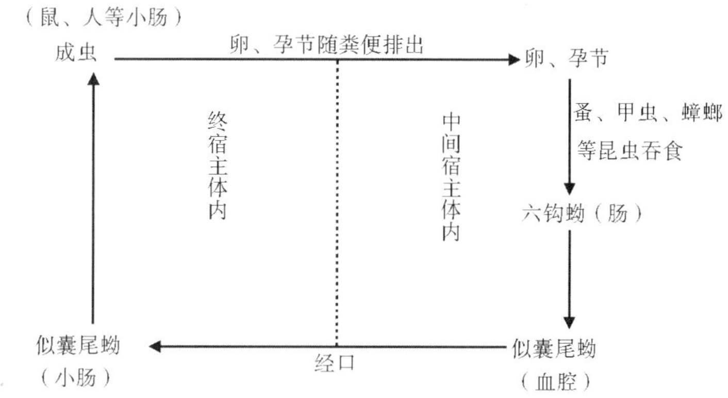

2. 要点

（1）终宿主　鼠类等啮齿动物、偶尔寄生于人体。

（2）中间宿主　蚤类、面粉甲虫等20余种昆虫。

（3）感染阶段　似囊尾蚴。

（4）感染途径　误食含似囊尾蚴的蚤类、面粉甲虫、蟑螂等昆虫经口感染。

（5）寄生部位　小肠。

（6）致病阶段　成虫（引起缩小膜壳绦虫病）。

（7）诊断虫期　粪检虫卵、成虫（孕节、成节）。

【实验指导及技术操作】

1. 示教内容

注意与微小膜壳绦虫比较。

（1）成虫浸制标本　①属中型绦虫，虫体较微小膜壳绦虫大且长，大小为(200～600) mm×(3.5～4.0) mm；②分节带状，节片800～1000个，节片均宽大于长；③生殖孔大多位于节片的同一侧。

（2）头节、链体染色玻片标本

头节：①细小呈球形，在较细的一端；②顶突凹入，不能伸缩，无小钩；③吸盘4个，较小。

成节：①大多有3个圆球形睾丸，横向排列在节片中部；②卵巢呈分叶状，位于节片中央；③卵黄腺呈球形，位于卵巢后方的腹面。

孕节：①最大；②子宫袋状边缘不整齐，四周向内凹陷呈瓣状，其内充满虫卵。

（3）虫卵玻片或滴片标本（彩图37）　①形状：圆形或椭圆形；②大小：(60～79) μm×(72～86) μm，中等大小；③颜色：黄褐色；④卵壳与胚膜特点：卵壳较厚，其内具胚膜，胚膜两端无极丝，卵壳和胚膜之间有一空隙，充满透明胶状物；⑤内含物：1个六钩蚴。

注意事项：虫卵较大，有色，卵壳较厚，无极丝等可与微小膜壳绦虫虫卵相区别。

（4）似囊尾蚴标本（彩图38）　长为597～832μm，较微小膜壳绦虫似囊尾蚴大，也分囊体和尾部两部分，但囊体与尾部无明显界线。囊体呈椭圆形，宽208～240μm，尾部细长，长度为352～567μm。

2. 病原学检查

方法同微小膜壳绦虫。

【实验报告】

1. 绘制缩小膜壳绦虫虫卵图并标示主要结构名称。

2. 描述缩小膜壳绦虫头节、成节与孕节的结构特征。

（汤建中）

实验六 原虫 I

（一）溶组织内阿米巴原虫（*Entamoeba histolytica*）

【目的与要求】

1. 掌握溶组织内阿米巴滋养体和包囊形态特点。
2. 掌握溶组织内阿米巴与其他非致病性阿米巴（结肠内阿米巴）形态鉴别的要点。
3. 掌握粪便生理盐水涂片法和碘液涂片染色法。
4. 熟悉溶组织内阿米巴原虫的寄生部位、感染阶段及致病情况。
5. 了解溶组织内阿米巴的致病机制及临床表现。

【要点解析】

1. 生活史（图示）

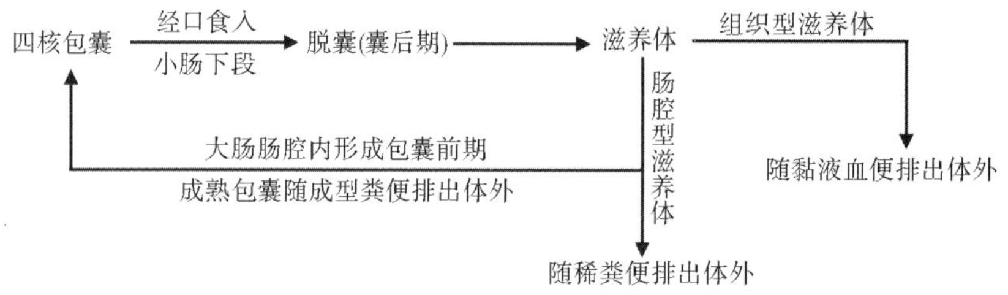

2. 要点

（1）宿主　人为溶组织内阿米巴的终宿主，猫、犬及鼠等也偶有自然感染，蝇和蟑螂可起机械传播作用。

（2）感染阶段和感染途径　感染阶段为四核包囊，感染途径为经口传播。

（3）滋养体　寄居于结肠肠腔，可移行至肝、肺、脑、皮肤等处。

（4）致病阶段　滋养体为溶组织内阿米巴的致病阶段，可侵入肠壁或肠外组织引起肠阿米巴病和肠外阿米巴病。

（5）诊断虫期　肠腔型滋养体、组织型滋养体与包囊。

【实验指导及技术操作】

1. 示教内容

（1）溶组织内阿米巴滋养体（彩图 39，彩图 40）

滋养体活标本：①运动活泼，形态多变；②直径约 20～40μm；③内外质分界清楚，外质透明，向外伸出舌状或指状伪足；④内质颗粒状，内有细胞核、食物泡，可见被吞噬的红细胞、白细胞和细菌。

铁苏木素染色标本：①不规则的椭圆形或圆形；②直径约 20～40μm；③细胞核呈蓝黑色、泡状，核膜内侧缘有一层排列整齐、大小均匀的核周染色质粒，核仁小，常居中，核仁与核膜之间隐约可见纤细的网状核纤丝。

（2）溶组织内阿米巴包囊

碘液染色标本：①球形；②直径约 10～20μm；③棕黄色；④囊壁较薄、光滑透明；⑤内含 1～4 个核；未成熟包囊含核 1～2 个，有糖原泡，呈棕黄色，拟染色体呈透明棒状；成熟包囊有 4 个核，糖原泡和拟染色体多已消失。

铁苏木素染色标本（彩图 41）：①圆形；②直径约 10～20μm；③囊壁不着色；④囊内 1～4 个核，核结构清楚，拟染色体为蓝黑色棒状，两端钝圆，糖原泡为空泡状。

（3）结肠内阿米巴包囊（碘液染色标本，彩图 42）：①形态多变；②直径大小为 10～35μm；③有 1～8 个核，核仁大而偏位，核周染色质分布不均，未成熟包囊胞质内可见糖原泡和草束状拟染色体。

（4）患者大肠壁溃疡病理标本及病理切片标本　①溃疡口小底大，呈烧瓶状；②周围组织可见到肠腔型滋养体；③红细胞和白细胞浸润。

（5）阿米巴肝脓肿标本（病理）　①肝右叶，常为单个；②脓腔周围组织坏死，使腔壁不整齐；③脓腔内有部分未被溶解的结缔组织，形成肝组织支架。

2. 病原学检查

（1）生理盐水涂片法　①适用于急性肠阿米巴病患者；②新鲜取材，取稀便或脓血便，立即做生理盐水涂片；加盖玻片先用低倍镜观察找到活动虫体；转高倍镜仔细观察；③注意事项：虫体在外界抵抗力很弱，离体后会迅速死亡，故应用新鲜粪便迅速检测，注意保温，置 4℃不宜超过 4～5 小时。盛标本的容器要清洁、干燥，不要混入化学药物、尿液或其他生物，防止虫体活力降低或死亡。

（2）碘染色法　①此法适用于带虫者或慢性患者症状间歇期成形粪便检查；②在玻片上滴 1 滴碘液，取粪便标本涂成薄片；加盖玻片，高倍镜下观察；③一次涂片检查阳性率仅约 30%，应反复多次检查，以提高检出率。

3. 免疫学检测

由于阿米巴病病原学检查容易漏检，免疫学检测具有重要的辅助诊断价值，尤其是对于肠外阿米巴病的诊断。间接血凝法（IHA）对肠阿米巴病和肠外阿米巴病的敏感性均较高，间接免疫荧光实验（IFA）对阿米巴肝脓肿的阳性率可达 100%，酶联免疫吸附试验（ELISA）敏感性、特异性均较好，对阿米巴病的诊断具有较强的实用价值。

4. 核酸诊断

针对溶组织内阿米巴设计特异性引物，应用 PCR 等核酸扩增法对患者的排泄物、穿刺物及活体组织等提取的 DNA 进行扩增反应，结合电泳分析，从而鉴别溶组织内阿米巴和其他阿米巴原虫。

【实验报告】

1. 绘溶组织内阿米巴滋养体及包囊图。
2. 标注虫体重要结构名称。

（二）杜氏利什曼原虫（*Leishmania donovani*）

【目的与要求】

1. 掌握杜氏利什曼原虫无鞭毛体及前鞭毛体的形态学特点。
2. 掌握杜氏利什曼原虫的常用检查方法。
3. 熟悉杜氏利什曼原虫的生活史。
4. 熟悉杜氏利什曼原虫的致病机理及临床表现。

笔记

【要点解析】

1. 生活史（图示）

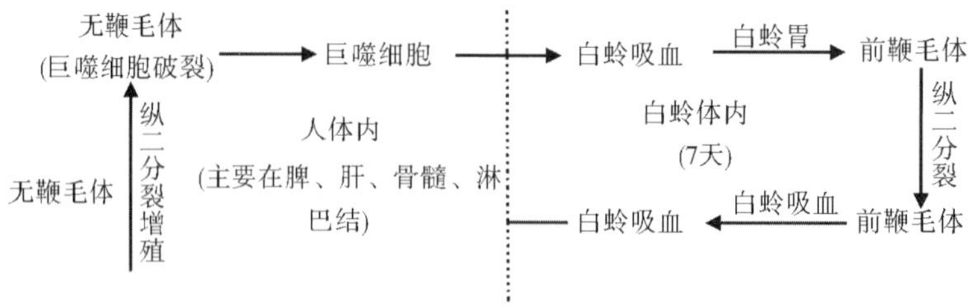

2. 要点

（1）宿主　终宿主为人或哺乳动物；传播媒介为白蛉。

（2）感染阶段　前鞭毛体。

（3）感染途径　当白蛉叮刺健康人时，前鞭毛体随白蛉唾液进入人体。

（4）寄生部位　无鞭毛体寄生在人和哺乳动物的巨噬细胞内，前鞭毛体寄生在白蛉消化道。

（5）致病阶段　无鞭毛体，在巨噬细胞内繁殖，使巨噬细胞大量破坏和增生。

（6）诊断虫期　无鞭毛体、前鞭毛体。

【实验指导及技术操作】

1. 示教内容

（1）无鞭毛体（瑞氏染色标本，彩图 43）　①圆形或椭圆形；②大小(2.9～5.7) μm×(1.8～4.0) μm；③原虫细胞质呈淡蓝或淡红色，内有 1 个较大的球形核，呈红色或淡紫色；④动基体位于核旁，着色较深，细小，杆状；⑤可见虫体前端从颗粒状的基体发出 1 根基丝。

注意事项：①虫体寄生于巨噬细胞内，1 个细胞内一般可见 20～100 个不等；②感染数量较多时，常可见到游离于细胞外的无鞭毛体，应与血片中的血小板区别。

（2）前鞭毛体（彩图 44）　①成熟的虫体呈梭形或长梭形，前端有一根伸出体外的鞭毛，为虫体的运动器官；②虫体大小为(14.3～20) μm×(1.5～1.8) μm；③核位于虫体中部，动基体在前部。

2. 病原学检查

（1）穿刺检查　以骨髓穿刺涂片法最为常用，穿刺部位多选择髂骨穿刺。其次是淋巴结穿刺或淋巴结活检。脾脏穿刺检出率较高，但不安全，一般少用或不用。

（2）皮肤活组织检查　在皮肤结节处用消毒针头刺破皮肤，取少许组织液，或用手术刀刮取少许组织做涂片，染色镜检。

注意事项：应注意与播散型组织胞浆菌病鉴别，骨髓涂片所见到的组织胞浆菌与利什曼原虫相似但无动基体。

（3）体外培养　涂片中无鞭毛体数量少，虫体小，又无明显运动，鉴别有一定困难，将上述穿刺物接种于 NNN 培养基，22℃～25℃培养 1 周，可获得大量运动活泼的前鞭毛体，容易鉴别。

（4）动物接种　将上述穿刺物接种于易感动物（金黄地鼠、仓鼠）腹腔内，1～2 个月后取动物脾脏、肝脏做印片涂片，瑞氏染色、镜检。

3. 免疫学检测

（1）检测循环抗体　酶联免疫吸附试验（ELISA）、间接血凝试验（IHA）、间接免疫荧光抗体（IFA）等方法均具有较高的阳性检出率，但由于存在假阳性，仅用于辅助诊断。

（2）检测循环抗原　单克隆抗体抗原斑点试验（McAb－AST）敏感性、特异性均较好，且循环抗原含量与宿主体内虫体含量相关，检测循环抗原可用于判定疗效和预后。

（3）利什曼素皮内试验　将含有前鞭毛体的抗原进行皮下注射，用等量抗原稀释液作为对照，48小时后观察结果，注射部位出现红色团块或团块大于对照者为皮试阳性。该法不能用于诊断，但可用于黑热病流行病学调查，确定疫区，判断流行程度和趋势，疗效考核以及黑热病基本消灭后的监测。

4. 核酸诊断

应用PCR法检测利什曼原虫DNA，特异性、敏感性均较高，并可用于鉴别利什曼原虫地理株。

【实验报告】

1. 绘无鞭毛体及前鞭毛体图。
2. 标注虫体重要结构名称。

（三）蓝氏贾第鞭毛虫（*Giardia lamblia*）

【目的与要求】

1. 掌握蓝氏贾第鞭毛虫形态学特点。
2. 熟悉蓝氏贾第鞭毛虫感染阶段、致病阶段。
3. 了解蓝氏贾第鞭毛虫常用检查方法。

【要点解析】

1. 生活史（图示）

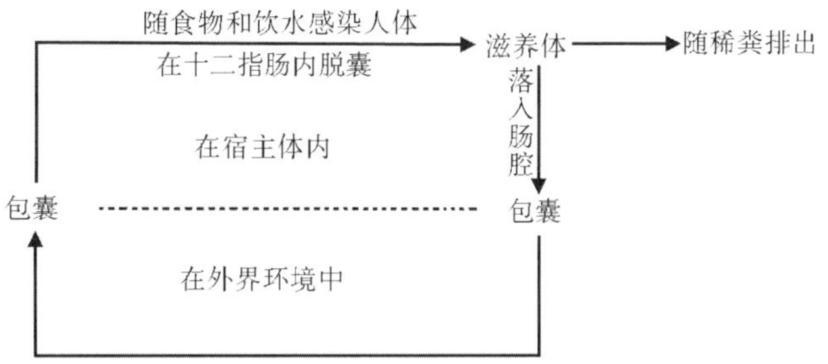

2. 要点

（1）宿主　人（肠道）。

（2）感染阶段　四核包囊，包囊随污染食物和饮水进入人体。

（3）致病阶段　滋养体，主要通过吸盘吸附于肠黏膜造成肠壁的刺激与损伤。

（4）寄生部位　主要寄生在人的十二指肠内，有时也可在胆道。

（5）诊断虫期　滋养体、包囊。

【实验指导及技术操作】

1. 示教内容

（1）滋养体（铁苏木素染色，彩图45）　①呈倒置梨形，前端宽，向后渐尖细，腹面前半部向内凹陷成吸盘状陷窝；②虫体长9.5～21μm，宽5～15μm，厚2～4μm；③可见有1对并列在吸盘陷窝的底部卵形的泡状细胞核，各核内有1个大的核仁。虫体有轴柱1对，纵贯虫体中部，不伸出体外。

（2）包囊（铁苏木素染色，彩图46）　①椭圆形；②大小为(10～14)μm×(7.5～9)μm；③囊壁较厚；④囊内具4个核，多偏于一侧，轴柱在虫体中央，有时可见到黑色的丝状物和弯形的付基体。

2. 病原学检查

（1）粪便检查　①用生理盐水涂片法检查滋养体，经碘液染色涂片检查包囊，也可用甲醛乙醚沉淀或硫酸锌浓集法检查包囊；②通常在成形粪便中检查包囊，而在水样稀便中查找滋养体；③由于包囊形成有间歇性的特点，故在检查时以隔天粪检并连续3次以上为宜。

（2）十二指肠液或胆汁检查　粪便多次检查阴性者，可采用此方法提高阳性检出率。

3. 免疫学检测

ELISA具有较高的敏感性和特异性，是常用的辅助诊断手段。

4. 核酸诊断

使用PCR法检测粪便中特异性的贾第虫DNA，具有较高的敏感性和特异性。

【实验报告】

1. 绘蓝氏贾第鞭毛虫滋养体正面及侧面图。
2. 绘蓝氏贾第鞭毛虫成熟包囊图。
3. 标注虫体重要结构名称。

（四）阴道毛滴虫（*Trichomonas vaginalis*）

【目的与要求】

1. 掌握阴道毛滴虫滋养体的形态学特点。
2. 熟悉阴道毛滴虫感染阶段、致病阶段及常用检查方法。

【要点解析】

1. 生活史（图示）

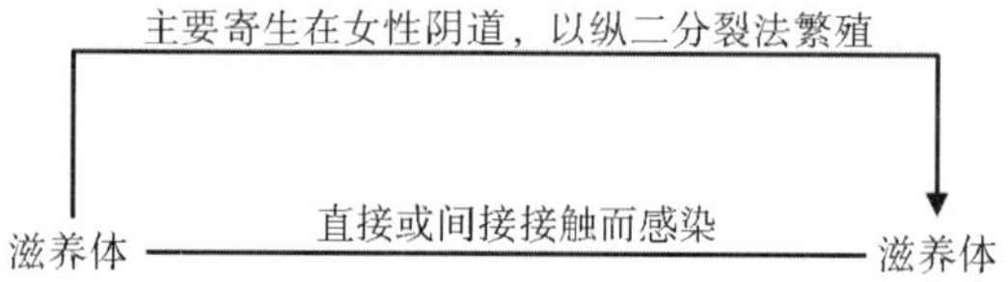

2. 要点

（1）宿主　人（阴道、尿道）。

（2）感染阶段和致病阶段　阴道毛滴虫生活史仅有滋养体期，故其感染阶段和致病阶段均为滋养体。

（3）感染方式　通过直接或间接接触而感染。

（4）寄生部位　滋养体主要寄生在女性阴道，以阴道后穹窿多见，也可在尿道内发现。男性感染者一般寄生于尿道、前列腺，也可在睾丸、附睾或包皮下寄生。

（5）致病机制　滋养体消耗糖原，妨碍乳酸杆菌的酵解作用，改变阴道的pH环境。

（6）诊断虫期　滋养体。

【实验指导及技术操作】

1. 示教内容

阴道毛滴虫（瑞氏染色，彩图47）：①滋养体呈梨形或椭圆形；②大小为(10～15) μm×30μm；③染紫红色；④具4根前鞭毛和1根后鞭毛，后鞭毛向后伸展与虫体波动膜外缘相连，波动膜位于虫体前1/2处，为虫体做旋转式运动的器官；⑤胞核位于虫体前1/3处，为椭圆形泡状核，染紫红色，轴柱从体前到后纵贯虫体，并伸出于体后。

2. 病原学检查

生理盐水涂片法：①在玻片上滴加生理盐水1滴；②取阴道后穹窿的分泌物、尿液沉淀物或前列腺液标本与生理盐水进行混合涂片；③在显微镜下观察，先在低倍镜下进行观察，找到呈摇摆方式运动的虫体后转高倍镜进行观察。

【实验报告】

1. 绘阴道毛滴虫滋养体图。
2. 标注虫体重要结构名称。

（孙德华）

实验七　原虫Ⅱ

疟原虫（*Plasmodium*）

【目的与要求】

1. 掌握疟原虫在人体红细胞内各期形态特征及鉴别要点。
2. 掌握疟原虫薄、厚血膜的制作和染色方法。
3. 熟悉疟原虫免疫学检测方法。
4. 熟悉与感染、致病、诊断有关的疟原虫生活史阶段。
5. 了解疟原虫的致病机制及对人体的危害。

【要点解析】

1. 生活史（图示）

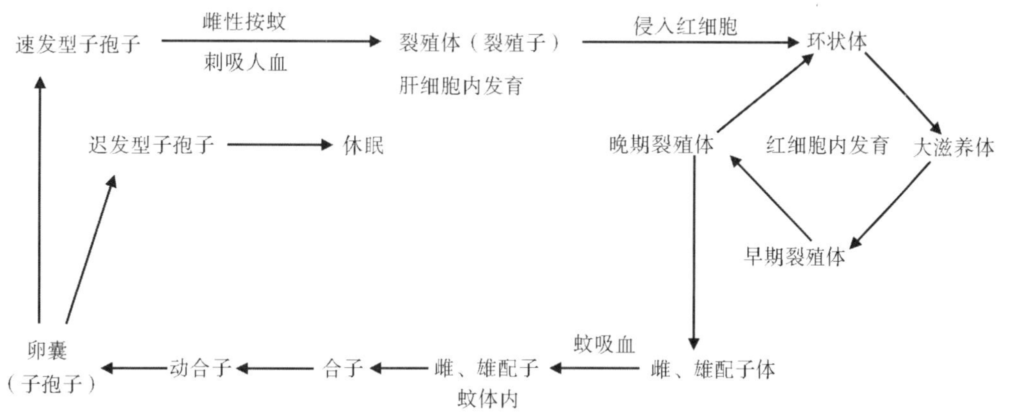

2. 要点

（1）宿主　人是疟原虫的中间宿主，蚊是疟原虫的终宿主。

（2）感染期和感染途径　子孢子是疟原虫的感染期；感染途径是蚊叮人吸血，经皮肤进入人体。

（3）发育阶段　在人体内的发育分红外期发育和红细胞内期发育两个阶段。

（4）致病阶段　疟原虫的红内期裂体增殖是其主要致病阶段。

（5）致病　疟疾发作表现为周期性的寒战、发热、出汗退热。患者常出现贫血、脾肿大等现象。

（6）诊断依据　对疟疾的病原学检查一般采患者外周血，制成厚、薄血涂片，查到红内期疟原虫即可确诊；免疫学方法主要检测血清中的抗疟原虫抗体或检测血清循环抗原。

笔记

【实验指导及技术操作】

1. 示教内容

（1）红细胞内期疟原虫形态观察（染色玻片标本）

间日疟原虫（*Plasmodium vivax*）

①环状体（彩图48）：纤细环状，大小直径约为正常红细胞的1/3。细胞质染成蓝色，呈环状，有一深红色的核偏于环的一边，中间为空泡，形似红宝石戒指。被寄生的红细胞无明显变化。

②滋养体（彩图49）：虫体核变大，胞质增多，出现伪足，胞质内有黄棕色烟丝状疟色素。被寄生的红细胞胀大，颜色变淡，内含有被染成淡红色的小点，称为薛氏点。

③裂殖体（彩图50）：早期裂殖体仅见核分裂而无胞质分裂；成熟裂殖体含12～24个椭圆形裂殖子，排列不规则。红细胞胀大，疟色素集中在其中央。胞质内含薛氏点。

④配子体

雄配子体（彩图51）：配子体核较大，疏松，淡红色，位于虫体的中央。细胞胞质呈紫蓝色，疟色素分散。

雌配子体（彩图52）：配子体核较小，致密，深红色，偏于一侧。细胞胞质染成蓝色，疟色素分散，虫体占满胀大的红细胞。

恶性疟原虫（*Plasmodium falciparum*）

① 环状体（彩图53）：虫体小，大小直径约为红细胞的1/5～1/6。常见多个虫体寄生在1个红细胞内。有时1个虫体有2个核，有的不呈环状。

② 配子体（彩图54）

雄配子体：腊肠形，两端钝圆。胞质色蓝略带红，核疏松，位于中央、淡红色。疟色素黄棕色，小杆状，在核周围较多。

雌配子体：新月形，两端较尖。胞质蓝色，核致密，较小，位于中央，深红色。疟色素深褐色，多在核周围。

三日疟原虫（*Plasmodium malariae*）

①环状体：环较粗大，大小约为红细胞直径的1/3，胞质深蓝色。

②滋养体：胞质横贯红细胞呈带状或卵圆形，胞质内少有空泡，少见伪足，胞质分布不均匀，可呈大环状，中有1个大空泡；疟色素出现早，深褐色，颗粒状，沿虫体边缘分布。被寄生的红细胞大小无改变。

③裂殖体：成熟裂殖体含有6～12个裂殖子，排列规则，呈花瓣状，疟色素集中在中央，颗粒粗大，呈深棕色，红细胞大小无改变。

④配子体：与间日疟原虫配子体相似，但虫体外形较规则，多呈圆形。疟色素多而粗大。红细胞大小无改变。

（2）红细胞外期疟原虫（示教）

按蚊胃壁上的卵囊（玻片标本）：低倍镜观察，按蚊胃壁上有突出圆形的囊状物即为卵囊。

子孢子（玻片标本）：虫体细长如梭形，两端尖细，稍弯曲，核染成紫红色，位于中央，胞质呈天蓝色。

2. 病原学检查

（1）直接涂片法

厚血膜和薄血膜血涂片制作：取待检静脉血10～15μl，分两处置于同一张载玻片中央偏右一端，相隔约1cm。以推片的一角将右侧血滴由里向外划圈涂成直径0.8～1cm的圆形厚血膜。厚血膜的厚度以一个油镜视野内可见到5～10个白细胞为宜。用干棉球抹净推片角上的血渍，然后将推片下缘接触载玻片上的左端血滴，使推片与载片成 30 ~ 45 度角，待血液沿推片下缘散开后，匀速快捷向左推进，即成薄血膜。理想的薄血膜应呈舌形，厚薄适宜，头、体、尾分明，边缘留有空隙（图 2 -2）。厚血膜晾干后进行溶血处理。

染色方法如下。

①吉氏染色法：此法染色效果好，血膜褪色慢，保存时间久，但染色时间较长。

方法：用蜡笔在涂有血膜的玻片上划出染色范围，取蒸馏水或 PBS 缓冲液 2ml 加吉氏染液 1 ~2 滴，混匀，将混匀后的染液滴于薄、厚血膜上，室温置 20 ~30 分钟后，水洗晾干后镜检。

②瑞氏染色法：此法操作简便，多用于临床快速诊断，但保存时间短。

血膜晾干后，用蜡笔划出染色范围。滴几滴蒸馏水在厚血膜上，溶血 5 分钟，倾去溶血液。向薄血膜上加瑞氏染色液 5 ~8 滴，覆盖整个血膜，1 ~2 分钟后滴加等量磷酸盐（pH6. 4 ~6. 8）缓冲液，用洗耳球轻吹玻片使液体混匀后，把染液引到厚血膜上，染色 10 分钟，用流水缓慢从玻片一端冲洗（不可先倒去染液后再冲洗）数秒，晾干镜检。

结果：厚血膜上疟原虫数量多，容易查到，但虫体变形，不易观察。薄血膜能鉴别疟原虫虫种。着色较好的血膜，红细胞呈淡红色，嗜酸性粒细胞颗粒呈鲜红色，嗜中性粒细胞核呈紫蓝色，淋巴细胞及疟原虫胞浆呈蓝色或淡蓝色，疟原虫核呈红色。除环状体外，其他各期均可查见疟色素。

一张制作质量高的薄血膜片在显微镜下观察可见到红细胞均匀平铺，没有重叠现象。

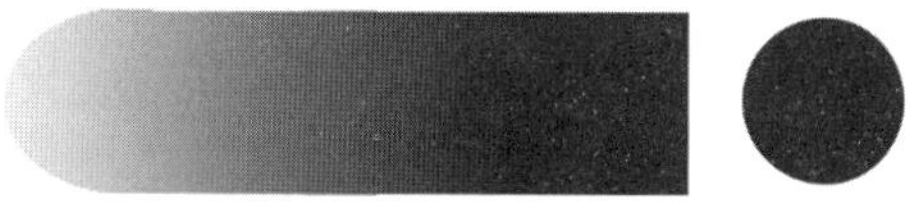

图 2 -2　薄、厚血膜大小和位置示意图

（2）血涂片吖啶橙染色法　血涂片制作方法及染色法与上述相同，只是改用吖啶橙作染液。本法染色快，较易观察，但需荧光显微镜并在暗室中观察。

3. 免疫学检测

通过双抗体夹心 ELISA 或胶体金免疫层析（ICT）等方法检测疟疾患者血清中的循环抗体和循环抗原。利用血清学方法检测疟原虫的循环抗原能更好地说明受检对象是否存在现症感染。如采用快速诊断试剂盒检测疟原虫抗原。

操作方法：取全血 10μl，加至测试条上，再加 1 滴试剂 A（含溶血缓冲液和胶体金标记的特异性抗体），待吸干后，加 1 滴试剂 B（洗涤缓冲液），直至吸干。不同试剂盒按该产品说明书操作。

结果判断：试纸条上方出现一条不连贯的红色条带，为质控条带，表示操作规范。如无可见线性条带出现可判为阴性；可见线性条带比质控条带颜色浅为 +；可见线性条带颜色同质控条带为 ++；可见线性条带颜色比质控条带略深为 +++；可见线性条带颜色深于质控条带为 ++++。

4. 分子生物学方法

近年来已建立应用核酸探针技术和 PCR 技术检测疟疾患者血清中疟原虫 DNA 的新方法。DNA 探针检测疟原虫的核酸，或 PCR 法扩增少量疟原虫的 DNA 具有良好的特异性和敏感性，为提高疟疾的检出率提供了快速诊断方法。但实验技术条件要求较高，现场应用受到限制。

【实验报告】

1. 绘间日疟原虫各期形态图，标注虫体重要结构名称。
2. 记录免疫学实验操作步骤，对实验结果进行分析与总结。

（莫　非）

笔记

实验八 原虫Ⅲ

（一）刚地弓形虫（*Toxoplasma gondii*）

【目的与要求】

1. 掌握弓形虫速殖子、包囊和卵囊的形态特征。
2. 熟悉弓形虫的血清学检测方法。
3. 了解弓形虫的生活史、致病机制及对人体的危害。

【要点解析】

1. 生活史（图示）

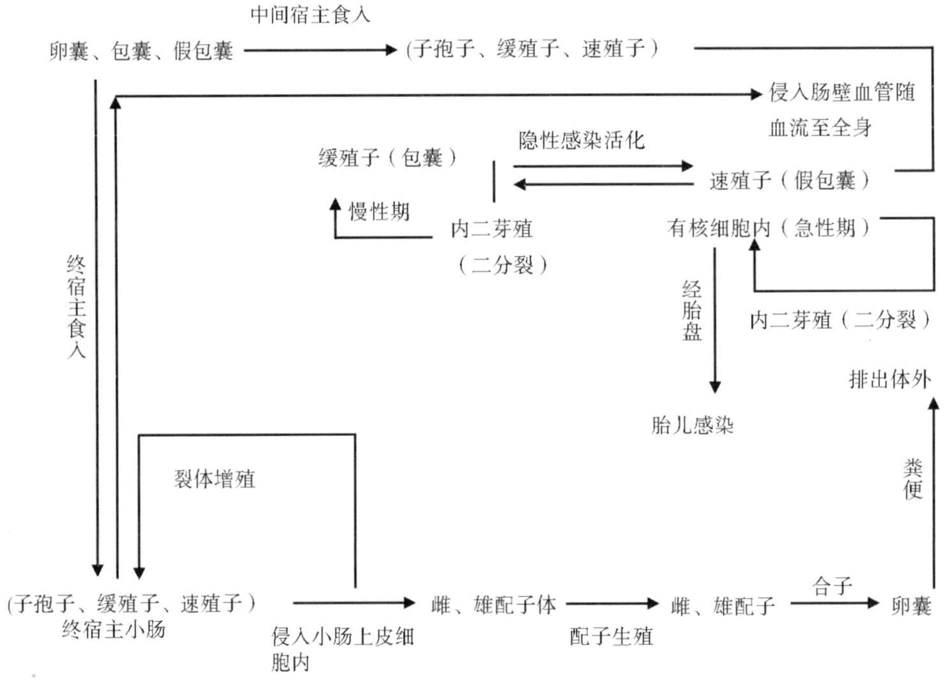

2. 要点

（1）生活史　5种不同形态的阶段，在中间宿主（人及其他动物）体内的滋养体、包囊和在终宿主（猫科动物）小肠上皮细胞内的裂殖体、配子体、卵囊。

（2）感染阶段　弓形虫在有核细胞均可寄生，感染阶段有卵囊、包囊或假包囊。

（3）致病阶段　速殖子是弓形虫的主要致病阶段。弓形虫还可经胎盘垂直传播，引起死产、流产、畸胎及精神发育障碍等。

（4）诊断依据　对弓形虫的病原学检查一般采用胸水、腹水、羊水、脑脊液、血液、脑组织和其他可疑病变活检标本做涂片染色或组织切片检查，查到虫体即可确诊。但病原学检查阳性率不高。免疫学检测主要检测血清中循环抗原和抗弓形虫特异性抗体IgG和IgM。

【实验指导及技术操作】

1. 示教内容

（1）滋养体（瑞氏染色玻片标本，彩图55）　虫体呈弓形，月牙状，一端较钝圆，一端较尖细，一侧扁平，一侧较弯。胞质染成蓝色，胞核染成红色，在核与尖端之间有染成浅红色的颗粒即副核体。假包囊为巨噬细胞内含有多个速殖子的集合体，宿主细胞核常被挤向一边。

（2）包囊（瑞氏染色玻片标本彩图56，彩图57）　包囊呈圆形或卵圆形，大小差别很大

（直径5～100μm），囊壁不着色，囊内含数个或数千个缓殖子（滋养体）。

（3）卵囊（猫粪生理盐水涂片）　高倍镜观察，圆形或椭圆形，大小为10～12μm；具2层光滑透明的囊壁，内充满均匀小颗粒。成熟卵囊含2个孢子囊，每个分别由4个子孢子组成，相互交错在一起，呈新月形。

2. 病原学检查

直接涂片或组织切片检查：用脑脊液、羊水、肺泡灌洗液或骨髓、血液、淋巴结、胎盘、心内膜组织、脑组织和其他可疑的病变活检标本，做涂片染色或组织切片检查弓形虫。做瑞氏或吉氏染色镜检可找到滋养体或包囊（染色方法参见疟原虫染色），但阳性率不高。亦可做直接免疫荧光染色法观察特异性反应，可提高虫体检出率。

3. 免疫学检测

血清学检测是弓形虫病诊断、流行病学调查的常用方法。

（1）检测抗体　由于弓形虫在人体细胞内可长期存在，故检测抗体一般难以区别现症感染或以往感染，可根据抗体滴度的高低变化加以判断。

IgG抗体测定：测定IgG抗体常用的方法有ELISA、IFA和改良直接凝集试验等。

IgM抗体测定：IgM抗体的出现和消失均比IgG抗体早，IgM是急性感染发生时较早出现的敏感标志，因此广泛应用于诊断急性感染和判别孕妇的感染是发生在孕前还是在怀孕期间。测定IgM的方法有IgM－IFA、IgM－ELISA和IgM－ISAGA等。

（2）检测抗原　用免疫学方法检测宿主细胞内的病原（速殖子或包囊）、在血清及体液中的代谢或裂解产物（循环抗原），是早期诊断和确诊的可靠方法。

4. 分子生物学检测

PCR扩增技术具有敏感、特异、快速、可重复和操作简便等优点，它可测定液体和组织中的弓形虫DNA而用于诊断先天性弓形虫病、眼弓形虫病、脑弓形虫病和弥漫性弓形虫病。PCR技术检测羊水中的弓形虫DNA对产前诊断胎儿的先天性弓形虫病有重要的临床意义，既有早期诊断价值又不伤及胎儿。PCR技术还可测定艾滋病患者的脑组织、脑脊液、玻璃体液、房水、支气管肺泡灌注液和血液中的弓形虫DNA。

【实验报告】

1. 绘弓形虫滋养体形态图，并标注重要结构名称。
2. 记录免疫学实验操作步骤，对实验结果进行分析与总结。

（二）隐孢子虫（*Cryptosporidium*）

【目的与要求】

1. 掌握隐孢子虫卵囊的形态特点及检查方法。
2. 熟悉隐孢子虫的血清学检测方法。
3. 了解隐孢子虫的生活史、致病机制及对人体的危害。

【要点解析】

1. 生活史（图示）

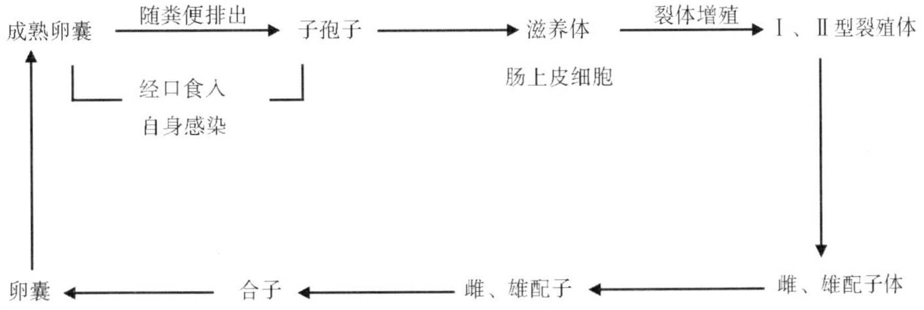

2. 要点

（1）宿主　隐孢子虫生活史中有裂体增值、配子生殖和孢子生殖，均在同一宿主体内完成。人、牛、羊、猫、犬为适宜宿主（不需要更换宿主）。

（2）感染阶段　卵囊为隐孢子虫的感染阶段和实验室检查阶段。

（3）致病　隐孢子虫是机会致病原虫，水样腹泻是隐孢子虫病的主要临床特征。

（4）诊断依据　粪便中查出隐孢子虫卵囊即可确诊，检查方法多用粪便直接涂片染色法。免疫学检测方法主要是采用 ELISA、IFAT 方法检测患者血清中特异性抗体，或用特异性抗体的间接荧光抗体试验检测卵囊抗原。

【实验指导及技术操作】

1. 示教内容

卵囊（金胺 - 酚 - 抗酸染色玻片标本，彩图 58）：卵囊圆形或椭圆形，直径 4 ~ 6μm，成熟卵囊内含 4 个裸露的子孢子，子孢子为月牙形，卵囊为玫瑰红色，背景为蓝绿色，内部结构清晰。

2. 病原学检查

检查方法多用粪便直接涂片染色法。常采用金胺 - 酚 - 改良抗酸染色法检查隐孢子虫卵囊（见综合性实验部分）。

3. 免疫学检测

常用 ELISA、IFAT 检测患者血清中特异性抗体，可以检测人畜粪便、血清、十二指肠液中的 IgG、IgM、IgA 水平（见综合性实验部分）。

4. 分子生物学检测

在隐孢子虫卵囊检测、隐孢子虫病的诊断、流行病学调查及虫种鉴定和虫株分型中已得到应用。

【实验报告】

1. 绘隐孢子虫卵囊形态图，并标注卵囊重要结构名称。
2. 记录免疫学实验操作步骤，对实验结果进行分析与总结。

（三）结肠小袋纤毛虫（*Balantidium coli*）

【目的与要求】

1. 掌握结肠小袋纤毛虫包囊的形态特点。
2. 掌握结肠小袋纤毛虫滋养体的形态特点。
3. 了解结肠小袋纤毛虫生活史、致病机制及对人体的危害。

【要点解析】

1. 生活史（图示）

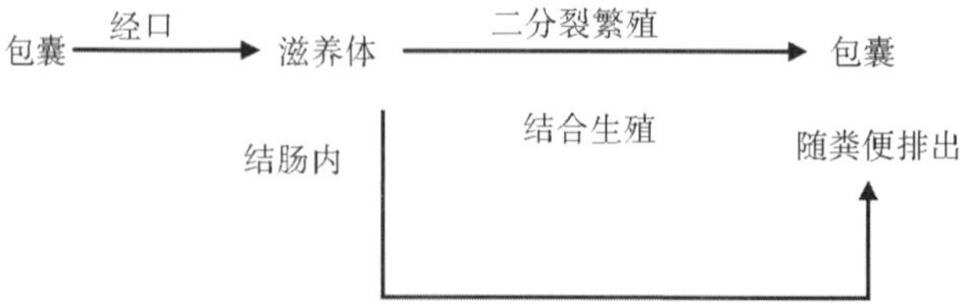

2. 要点

（1）宿主　结肠小袋纤毛虫为人体最大的寄生原虫，不需要中间宿主，人、猪为适宜宿主。

（2）感染阶段和感染途径　包囊为感染阶段，包囊随污染的食物、饮水经口感染宿主。

（3）生活史　结肠小袋纤毛虫生活史有滋养体和包囊两个阶段。

（4）寄生部位　结肠小袋纤毛虫主要寄生在结肠，也可寄生于回肠，引起结肠小袋纤毛虫性痢疾。

（5）诊断依据　粪便直接涂片法查到滋养体或包囊可确诊。

【实验指导及技术操作】

1. 示教内容

（1）滋养体（铁苏木素染色玻片标本，彩图 59）　虫体呈椭圆形，无色透明或淡灰略带绿色，大小为(30～200) μm×(25～120) μm，体表有较多的纤毛，活的滋养体可借纤毛的摆动呈迅速旋转式移动。虫体极易变形，前端有一凹陷的胞口，虫体中、后部各有一伸缩泡，苏木素染色后可见核 2 个，1 个肾形的大核和 1 个圆形的小核，后者位于前者的凹陷处。

（2）包囊（铁苏木素染色玻片标本，彩图 60）　呈圆形或椭圆形，直径为 40～60μm，淡黄或淡绿色，囊壁较厚而透明，分内外两层，囊内细胞质呈颗粒状，染色后可见胞核。

2. 病原学检查

粪便直接涂片法查到滋养体或包囊可确诊。标本宜新鲜，反复送检可提高检出率。由于虫体较大，一般不易漏检。

常采用铁苏木素染色方法检查滋养体或包囊。

涂片：将粪便标本少许加水调稀，用棉签蘸取均匀涂抹于洁净载玻片上；若粪便标本较稀，可直接涂片。涂片晾干备用。

染色液的配制：1% 苏木素溶液 10ml，29% 氯化铁溶液 4ml，25% 盐酸 1ml，蒸馏水 95ml，混合后使用。

染色：染色前，涂片先用甲醇固定，再用染色液染色数分钟，水洗，晾干镜检。

【实验报告】

1. 绘结肠小袋纤毛虫滋养体形态图，并标注重要结构名称。
2. 绘结肠小袋纤毛虫包囊形态图，并标注重要结构名称。

（莫　非）

实验九　医学节肢动物 I

（一）蝇蛆（maggot）

【目的与要求】

1. 掌握蝇蛆的鉴别方法。
2. 熟悉重要蝇类的蝇蛆形态特征。
3. 熟悉蝇蛆病的危害及临床分型。

【要点解析】

1. 生活史（图示）

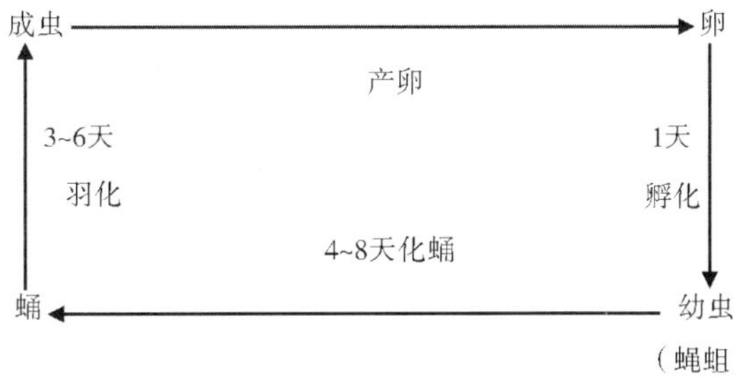

笔记

2. 要点

（1）生活史　蝇蛆是蝇幼虫的俗称。蝇是完全变态昆虫，其生活史需经历卵、幼虫、蛹、成虫4个时期。蝇幼虫分为3个龄期。

（2）分类　蝇蛆孳生地类型多样，因蝇种而异。营自生生活的蝇蛆多选择有机物质丰富的场所为其孳生地，依孳生地性质不同可分为粪便型、垃圾型、腐败的植物质型、腐败的动物质型4类。营寄生生活的蝇蛆因种不同而各有其适宜宿主。

（3）寄生部位　有些种类的蝇蛆可寄生于人体或动物的组织或腔道内而引起蝇蛆病。临床上按蝇蛆的寄生部位不同分为眼蝇蛆病、皮肤蝇蛆病、口腔、耳、鼻咽蝇蛆病、胃肠蝇蛆病、泌尿生殖道蝇蛆病、创伤蝇蛆病等。

（4）诊断依据　蝇蛆病的诊断以从患处查获蝇蛆而确诊。蝇蛆幼虫向皮肤表面穿掘，出口处先有疖样红肿，局部疼痛，破溃后可流出黏液包裹的蝇蛆和脓液。蝇种鉴定的主要依据是3龄幼虫后气门的形状、结构和2个后气门的间距。

（5）常见蝇种　我国的主要蝇种有家蝇（*Musca domestica*）、丝光绿蝇（*Lucilia sericata*）、大头金蝇（*Chrysomyia megacephala*）、巨尾阿丽蝇（*Aldrichina grahami*）、尾黑麻蝇（*Bellieria melanura*）、厩腐蝇（*Muscina stabulans*）、厩螫蝇（*Stomoxys calcitrans*）等。

【实验指导及技术操作】

1. 示教内容

（1）蝇蛆浸制标本　①形状：圆柱形，前端尖细，后端钝齐；②大小：3龄幼虫长8～10mm；③颜色：乳白色或灰白色；④结构特点：无足，无眼；虫体分14节，计头节1节，胸节3节，腹节10节。

（2）蝇蛆玻片标本　头节的前端有骨质化黑色口钩1对。第1胸节两侧有前气门1对。第8腹节后截面中央有棕黄色后气门1对。后气门由气门环、气门裂及纽孔组成，其形态结构是蝇种分类上的重要依据。

注意事项：蝇蛆第9腹节及第10腹节小不易见，位于第8腹节腹面。

2. 蝇蛆的虫种鉴定

从患部取出蝇蛆虫体，切取后端尾部，经10%氢氧化钾溶液煮沸几分钟消化虫体内肌肉组织。水洗后用醋酸溶液中和残余碱液，再次清水洗涤后，依次经70%、80%、90%、95%、100%酒精逐级脱水，二甲苯透明后封片。体视显微镜镜检鉴定虫种。重点观察后气门，如后气门的外形和间距，气门环是否完整，纽孔的位置和发育程度，气门裂的形状、排列和位置等。12种常见蝇蛆的后气门形态结构的比较见表2-6。

注意事项：如蝇蛆处于1龄期或2龄期，则须培养至3龄期幼虫才可作虫种鉴定。

表2-6　12种常见蝇蛆后气门的形态结构比较

	气门形状	气门环	3个气门裂
舍蝇	“D”形	完整	蛇形弯曲，末端向心
厩腐蝇	圆形	宽阔	短小，无弯曲
厩螫蝇	似三角形	有圆角，宽阔	“S”形
丝光绿蝇	似圆形，2个气门间距宽	完整	几乎直形
阿丽蝇	似圆形	完整	直形
大头金蝇	似圆形	不完整	直形
尾黑麻蝇	似圆形	不完整，无纽孔	较直
黑须污蝇	似圆形	不完整，无纽孔	直形
胃肠蝇		无气门环	弓形
羊狂蝇	“D”形	纽孔在气门中央	纽孔周围有很多小孔
牛皮蝇	气门板深陷呈漏斗状	纽孔在凹处中央	气孔数十个
纹皮蝇	气门板陷入较浅	纽孔在气门中央	气孔数十个

【实验报告】

1. 绘所观察蝇种3龄期幼虫后气门图。

2. 为所观察蝇蛆定种并列出鉴别定种的主要依据。

（二）虱（louse）

【目的与要求】

1. 掌握人虱和耻阴虱成虫的外部形态及鉴别要点。

2. 熟悉虱卵的形态特征。

3. 熟悉虱的医学意义及病原学检查方法。

【要点解析】

1. 生活史（图示）

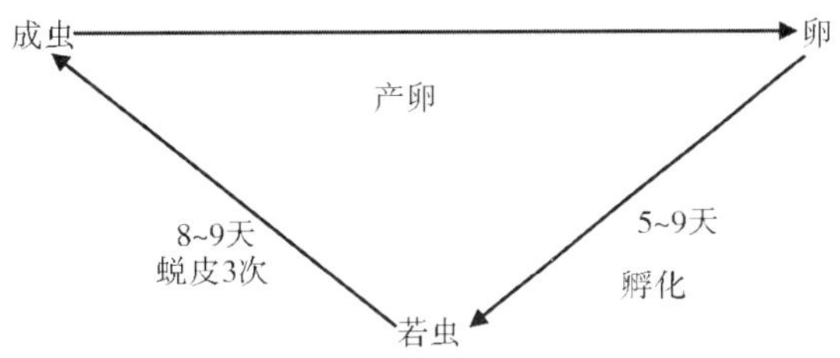

2. 要点

（1）生活史　虱是不完全变态昆虫，其生活史包括卵、若虫、成虫3个阶段。

（2）分类　虱是小型体外寄生虫，寄生于人体的虱有人虱（*Pediculus humanus*）和耻阴虱（*Pthirus pubis*）2种，人虱又分为人体虱（*P. h. corporis*）和人头虱（*P. h. capitis*）2个亚种。

（3）寄生部位　虱是永久性寄生虫，其全部发育过程均在宿主体表进行。人头虱多寄生于耳后发根；人体虱主要寄生于贴身内衣裤内面缝隙；耻阴虱则多寄生于阴毛处。虱卵俗称虮子，粘附于毛发或衣物纤维上。

（4）感染途径　虱的若虫和成虫均叮刺人体吸血而致直接损害，且边吸血边排粪。人体虱还可以传播流行性斑疹伤寒、回归热、战壕热等疾病。

（5）诊断依据　诊断以查获虫体或虫卵为确诊依据。

【实验指导及技术操作】

1. 示教内容

（1）成虫玻片标本

人虱（玻片标本）。①形状：虱体狭长，背腹扁平，无翅，口器特化，适于穿刺和吮吸，各足适于紧抓毛发；②大小：人体虱较大，雌虱体长2.4～3.6mm，可达4.4mm，雄虱体长2.0～3.5mm；人头虱较小；③颜色：灰黑色或灰白色，人体虱色较淡，人头虱色较深；④结构特点：头部略呈菱形，头前端具可伸缩的刺吸式口器，触角1对，分5节，眼1对位于头部两侧突出处；胸部3节融合，3对足粗壮，大小相似，足跗节末端生一弯曲的爪，胫节末端内侧生一指状胫突，与爪相对，形成强有力的攫握器；腹部通常可见7节，雄虱腹部较狭小，末端钝圆，近似“V”字形，有交合刺伸出，雌虱腹部末端分2叶，呈“W”形。

注意事项：人头虱除体较小、较黑外，其他形态学特征与人体虱相似。

耻阴虱（玻片标本，彩图61）。虫体粗短，形似蟹状；雌虱体长1.5～2mm，雄虱体长0.8～1.2mm，腹部宽略大于长；足3对，前足和爪均相对细小，中、后足胫节和爪明显粗大。腹部第1～4节愈合，第5～8节侧缘有圆锥形疣状突起，上着生刚毛。

（2）卵（玻片标本）　呈长卵圆形，大小约为0.8mm×0.3mm，白色，稍透明，一端有小盖，其上有微孔，卵壳上常有纹饰，多粘附于毛发或衣物纤维上。

（3）若虫（玻片标本） 有3个龄期，形态基本与成虫相似，体较小。生殖器官未发育成熟。

2. 病原学检查

从寄生部位检查到虱卵、若虫或成虫均可确诊。检查时应该着重从患者有皮疹和瘙痒处附近的头发、体毛、内衣裤、阴毛、睫毛等上收集标本。成虫可根据形态特征而区分人体虱、人头虱或耻阴虱。

注意事项：对含血食的虱，须饲养适当的时间，待胃血消化以后再制作成标本，进行虫种鉴定。

【实验报告】

绘虱卵图。

（三）蚤（flea）

【目的与要求】

1. 掌握成蚤的形态特征。
2. 熟悉潜蚤的医学意义及病原学检查特点。
3. 了解蚤生活史各期的一般形态及我国常见的几种蚤类。

【要点解析】

1. 生活史（图示）

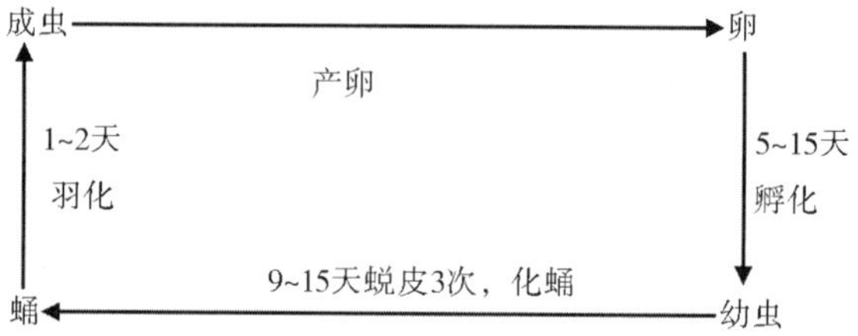

2. 要点

（1）生活史 蚤是完全变态昆虫，其生活史有卵、幼虫、蛹、成虫4个时期。

（2）宿主 蚤成虫营寄生生活，其宿主为恒温动物，包括以啮齿目为主的哺乳动物以及鸟类。雌潜蚤则钻入宿主皮下，营永久性寄生生活。

（3）特点 蚤吸取宿主的血液为食，耐饥力强。对宿主体温变化反应敏感。孳生地多为宿主的窝巢和活动场所。

（4）感染途径 蚤对人体的危害除叮刺吸血外，还是鼠疫、地方性斑疹伤寒等自然疫源性疾病的重要传播媒介。潜蚤寄生于宿主可引起潜蚤病。

（5）诊断依据 潜蚤病的诊断以从皮损处肿块内查获虫体而确诊。

（6）常见蚤种 蚤是鼠疫的传播媒介，我国各鼠疫自然疫源地内发现自然感染的蚤类总共200余种或亚种，主要蚤种有印鼠客蚤（*Xenopsylla cheopis*）、致痒蚤（*Pulex irritans*）、方形黄鼠蚤（*Citellophilus tesquorum*）、猫栉首蚤（*Ctenocephalides felis*）等。

【实验指导及技术操作】

1. 示教内容

（1）成虫（玻片标本） ①形状：虫体左右两侧扁平，无翅，分头、胸、腹三部分，体表有许多向后突生的鬃毛、刺；②大小：长约3mm；③颜色：棕黄色或深褐色；④结构特点：头部侧面观略呈三角形，刺吸式口器位于头部前端腹面，头部两侧有黑色单眼1对（盲蚤无），眼前方或下方有1根鬃毛称眼刚毛，触角1对分3节，位于眼后方的触角窝内，有的蚤类颊部具有梳状的棘刺称颊栉；胸部分前、中、后胸3节，有的蚤类前胸背片上有前胸栉，3对足粗壮，后足特别发达；腹部10节，雄蚤的第8～9节，雌蚤的第7～9节变形为外生殖器，第10节为肛节，雄蚤尾端较尖，外生殖器包括上抱器、下抱器各1对，并可见卷曲的阳茎弹丝，雌蚤尾端钝圆，透过腹片可清晰见到几丁质受精囊。

注意事项：眼的有无和眼刚毛的位置、颊栉及前胸栉的有无、雄蚤外生殖器的构造以及雌蚤受精囊的形状等，均为蚤种分类鉴别的重要依据。

（2）卵（玻片标本）　椭圆形，大小约为0.5mm×0.34mm，白色，无盖，表面光滑。

（3）幼虫（玻片标本）　外形似蛆，体细长，灰白或灰黄色，无足无眼，咀嚼式口器。体分13节，各节均有长鬃。

（4）蛹（玻片标本）　乳白色，虫体已经具有头、胸、腹的雏形。蛹外有茧，茧外粘有尘土碎屑等。

2. 病原学检查

潜蚤病由潜蚤属的雌蚤钻入皮下寄生引起，多发于人脚趾的柔软部位，也可寄生于手臂、肘部和腋下，患者皮肤上红斑状丘疹的中央有黑凹，肿块内查获虫体即可确诊。

注意事项：该病仅分布于中、南美洲和非洲的热带地区，我国尚未见报道。因此，是否有疫区工作、生活、旅游等病原接触史对诊断有重要意义，对疑似患者应首先进行流行病学调查。

【实验报告】

绘蚤卵图。

（四）疥螨（itch mite）

【目的与要求】

1. 掌握疥螨成虫的形态特征。
2. 掌握疥螨的病原学检查方法。
3. 了解疥疮的临床症状。

【要点解析】

1. 生活史（图示）

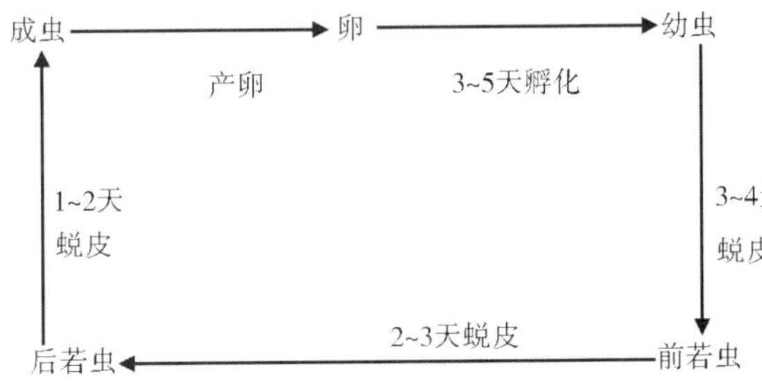

2. 要点

（1）生活史　疥螨生活史有卵、幼虫、前若虫、后若虫、成虫5个时期。

（2）寄生部位　寄生于人体的疥螨为人疥螨（*Sarcoptes scabiei*）。疥螨是永久性寄生螨，寄生在人体皮肤表皮角质层深处，多见于皮肤薄嫩处。疥螨以角质组织和淋巴液为食，挖掘1条与皮肤平行的蜿蜒隧道。

（3）致病　疥螨对人体的危害是引起疥疮。剧烈瘙痒是疥疮的主要临床症状。

（4）感染途径　疥螨的感染方式主要通过直接接触传播，也可以间接接触传染。

（5）诊断依据　疥螨的诊断以从皮肤患处查获虫体而确诊。

笔记

【实验指导及技术操作】

1. 示教内容

（1）成虫（玻片标本，彩图62） ①形状：虫体外形似龟，略呈圆形或椭圆形，背面隆起，无眼，无气门，虫体分为颚体和躯体两个部分；②大小：雄螨长约0.2～0.3mm；雌螨长约0.3～0.5mm；③颜色：乳白色或淡黄色；④结构特点：颚体短小，由螯肢，触须各1对组成，螯肢呈钳状，尖端具小齿，须肢粗短，分3节；体表遍布波状横纹，躯体背面有鳞片状皮棘及成对的杆状刚毛和长鬃，腹面有足4对，粗短呈圆锥状，分为前后2组，组间距离较大。前2对足跗节上有爪突，末端均有带长柄的吸垫。雌螨后2对足的末端各具1根长鬃，而雄螨的第3对足末端具长鬃，第4对足末端为带长柄的吸垫。

（2）卵（玻片标本） 呈长椭圆形，大小约180μm×80μm，乳黄色，壳薄。

（3）幼虫（玻片标本） 形似成虫，大小约(120～160)μm×(100～150)μm，3对足，前2对足末端具有吸垫，后1对足末端各具长鬃。

（4）若虫（玻片标本） 形似成虫，前若虫长约0.16mm，后若虫长约0.22～0.25mm，躯体腹面第4对足之间具生殖毛2对，第1～3对足各有转节毛1根。

2. 疥螨的病原学检查

（1）材料 消毒的甘油或矿物油、消毒的注射器针头或外科手术刀片、载玻片、盖玻片、酒精灯。

（2）操作方法

刮片法：在未经抓破的皮肤丘疹处滴少许消毒的矿物油，用消毒的外科手术刀片平刮数下，直至油滴内有小血点为度。如此连刮数个丘疹后，将刮取物合并移至载玻片上的油滴内，加盖片镜检。

针挑法：用消毒的注射器针头沿隧道从外向内挑破皮肤直至隧道尽端。光亮处可挑出针尖大小灰白色疥螨，置载玻片上，滴加甘油或矿物油，加盖片镜检。

体视镜镜检法：让患者将手及掌腕部置于体视显微镜下，检查者利用45度角入射的强光源，在其指侧及掌腕等嫩薄皮肤的皮损处观察，可看到患者的疥螨隧道及其内的疥螨形态。

（3）注意事项 ①镜下查见疥螨成虫或卵均可确诊；②刮片法刮检的丘疹应是新出的未经搔抓的炎性丘疹；③使用的注射器针头或外科手术刀片均需在酒精灯火焰上消毒。

【实验报告】

描述疥螨的病原学检查方法。

（五）蠕形螨（follicle mite）

【目的与要求】

1. 掌握蠕形螨成虫的形态特征。
2. 掌握蠕形螨的病原学检查方法。

【要点解析】

1. 生活史（图示）

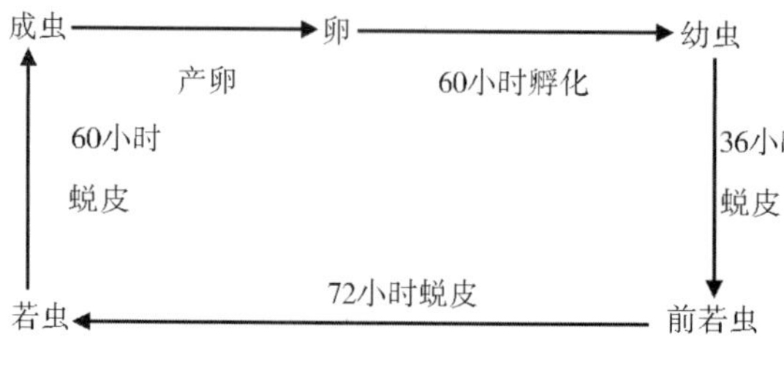

2. 要点

（1）生活史　蠕形螨生活史有卵、幼虫、前若虫、若虫、成虫 5 个时期。

（2）分类　寄生于人体的蠕形螨包括毛囊蠕形螨（*Demodex folliculorum*）和皮脂蠕形螨（*Demodex brevis*）两种。

（3）寄生部位　蠕形螨是永久性寄生螨，多寄生在人体皮脂腺发达的部位，以颜面部为主。毛囊蠕形螨常多个群居于毛囊，皮脂蠕形螨则多单个寄生于皮脂腺或毛囊内。

（4）致病　蠕形螨是条件致病性螨，感染者一般无自觉症状。

（5）感染途径　蠕形螨的感染方式主要通过直接接触传播，也可以间接接触传染。

（6）诊断依据　蠕形螨的诊断以从毛囊或皮脂腺分泌物中查获虫体为依据。

【实验指导及技术操作】

1. 示教内容

成虫（玻片标本，彩图 63，彩图 64）　①形状：虫体细长，蠕虫状。虫体分为颚体和躯体两个部分，躯体又可分为足体和末体；②大小：长约 0.1 ~ 0.4mm，雌螨略大于雄螨；③颜色：乳白色，半透明；④结构特点：颚体宽短呈梯形，针状螯肢 1 对，须肢 1 对分 3 节；足体腹面有足 4 对，粗短呈芽突状；末体体表有明显的环状横纹。

注意事项：毛囊蠕形螨较长，末体约占躯体长度的 2/3 ~ 3/4，末端较钝圆；皮脂蠕形螨较粗短，末体约占躯体长度的 1/2，末端略尖，呈锥状。

2. 病原学检查

（1）材料：甘油或花生油、消毒的弯镊子、载玻片、盖玻片、酒精灯、酒精棉球、透明胶纸。

（2）操作方法

挤压刮拭涂片法：用拇指、食指挤压检查者鼻翼两侧或面部其他部位皮肤，然后用消毒的弯镊子将挤压出的皮脂腺分泌物或刮下的皮屑挑至载玻片上，加 1 滴甘油或花生油，盖上盖玻片，用小镊子轻压盖片使油脂均匀摊开，静置 20 分钟后镜检。

透明胶纸法：于睡前洗净面部，将与载玻片等长的透明胶纸 1 ~ 2 条粘贴在额、鼻尖、鼻沟、鼻翼等部位。次晨取下胶纸覆贴在载玻片上，镜检。

（3）注意事项　①镜下查见蠕形螨即可确诊；②挤压刮拭涂片法操作时可用痤疮压迫器、回形针、耳勺或沾水钢笔尖的钝端等代替弯镊子，但使用前均须消毒；③ 滴加甘油后静置 20 分钟再镜检，可使虫体更加清晰。

【实验报告】

描述蠕形螨的病原学检查方法。

（六）粉螨（acarid mite）

【目的与要求】

1. 熟悉粉螨成虫的形态特征。
2. 熟悉粉螨的病原学检查方法。
3. 了解粉螨对人体的危害。

【要点解析】

1. 生活史（图示）

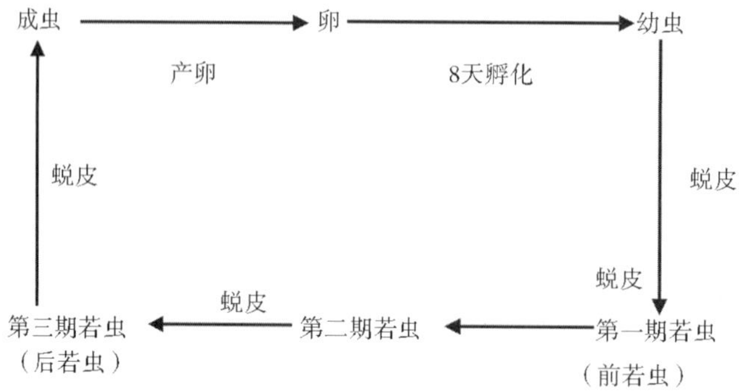

2. 要点

（1）生活史　粉螨生活史有卵、幼虫、第一期若虫（前若虫）、第二期若虫、第三期若虫（后若虫）、成虫6个时期，有时第二期若虫缺失。

（2）寄生部位　粉螨绝大多数种营自由生活，少数可寄生在人体皮肤和体内。粉螨个体小，分布广泛，主要以贮存粮食、食品、药材、室内尘埃等为孳生场所。

（3）致病　粉螨非特异侵染人体可引起螨性皮炎、肺螨病、肠螨病、尿螨病等疾病。

（4）诊断依据　粉螨的诊断以从痰液、尿液、粪便中查获虫体为依据。

（5）常见螨种　重要的螨种有腐食酪螨（*Tyrophagus putrescentiae*）、粗脚粉螨（*Acarus siro*）等。

【实验指导及技术操作】

1. 示教内容

（1）成虫（玻片标本）　①形状：长椭圆形，粉末状；②大小：长约120～500μm；③颜色：白色半透明；④结构特点：体表常有大量的长毛，角皮薄，半透明。前端背面有一盾板，无气门及气门沟，前后体之间有一明显的凹陷。螯肢呈钳状，腹面足4对，跗节末端有一爪。

（2）卵（玻片标本）　呈椭圆形，其体积占成螨体躯比例较大。

2. 病原学检查

从粪便、痰液、尿液中查获粉螨虫体即可作为肠螨病、肺螨病、尿螨病的确诊依据。粪便检查可以采用直接涂片法或沉淀浓集法；痰液检查可采用消化沉淀法：收集患者清晨深咳咳出的痰液，或留取患者24小时痰液，加等量10% NaOH消化2小时，离心后取沉渣镜检；尿液可采用离心沉淀法，取离心后沉渣镜检。

注意事项：收集痰液、尿液等标本的容器必须清洁，以免受到污染而影响检查结果。

【实验报告】

1. 绘粉螨成虫图。
2. 描述粉螨的病原学检查方法。

（邹节新）

实验十　医学节肢动物Ⅱ

（一）**蚊**（mosquito）

【目的与要求】

1. 掌握三属蚊的主要鉴别特征。
2. 熟悉蚊生活史各期的形态特征。
3. 了解我国主要传病蚊种及所传播的疾病。

【要点解析】

1. 生活史（图示）

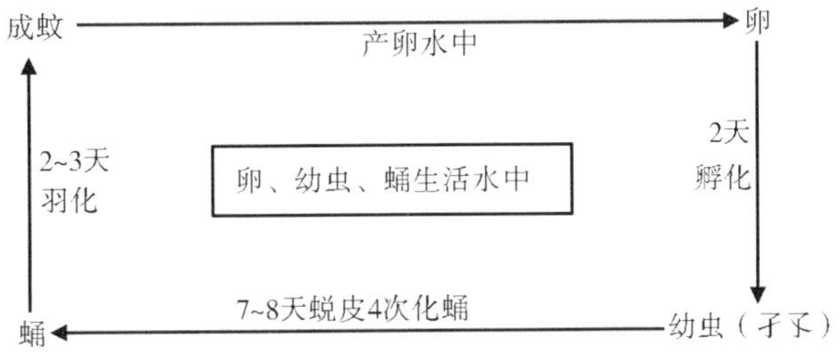

2. 要点

（1）生活史　蚊是完全变态昆虫，其生活史需经历卵、幼虫（孑孓）、蛹、成虫 4 个时期。

（2）分类　蚊孳生地因种属不同而选择不同类型的水体。按蚊多选择大型清水水体；库蚊多选择污水水体；伊蚊常以小型清水水体为其孳生地。

蚊的栖息习性可以分为家栖、半家栖、野栖三种类型。多数蚊种在清晨、黄昏和夜晚活动，伊蚊多在白天活动。

雌蚊吸血习性因种而异。有些种类偏嗜人血，有的种类偏嗜动物血，偏嗜人血的蚊可兼吸动物血，偏嗜动物血的蚊也可兼吸人血。

（3）致病　蚊除叮人吸血直接危害人体外，更严重的是作为媒介传播多种传染病，如疟疾、丝虫病、流行性乙型脑炎、登革热、黄热病等。

（4）常见蚊种　我国的主要传病蚊种有中华按蚊（*Anopheles sinensis*）、嗜人按蚊（*An. anthropophagus*）、微小按蚊（*An. minimus*）、大劣按蚊（*An. dirus*）、淡色库蚊（*Culex pipiens pallens*）、致倦库蚊（*Cx. p. quinquefasciatus*）、三带喙库蚊（*Cx. tritaeniorhynchus*）和白纹伊蚊（*Aedes albopictus*）等。

【实验指导】

示教内容如下。

（1）成蚊（针插标本）　①外形：分头、胸、腹三部分，口器（喙）尖细，翅窄长，足细长，体表被有鳞片；②大小：体长 1.6 ~ 12.6mm；③颜色：灰褐色、棕褐色或黑色，因种而异；④结构特点：头部呈半球形，其上有复眼 1 对，触角 1 对，触角分 15 节，其上着生轮毛，雄蚊轮毛长而密，雌蚊轮毛短而稀，触须 1 对，位于喙两侧，可见 4 节，头前下方有一针状的喙，为刺吸式口器；胸部分为前胸、中胸、后胸 3 节，中胸最发达，有膜质翅 1 对，后胸有已退化为平衡棒的后翅 1 对，每个胸节着生足 1 对；腹部分为 11 节，第 1 节不易见，第 2 ~ 8 节明显可见，第 9 ~ 11 节变形为外生殖器，雄蚊尾端有钳状的抱器，雌蚊尾端有尾须 1 对。

（2）蚊卵（玻片标本）　舟形、圆锥形或橄榄形，因种属而异，长约 0.5 ~ 1mm，卵壳分内外两层，内层深黑色，外层透明。

（3）幼虫（玻片标本）　分头、胸、腹三部分，周身被有丛毛。

（4）蛹（玻片标本）　形似逗点，分为头胸部和腹部，头胸部背面有呼吸管 1 对。

注意事项：三属蚊生活史各期的形态差别较大，其主要形态学鉴别特征比较见表 2 -7。

表 2 -7　三属蚊生活史各期主要形态学特征比较

		按　蚊	库　蚊	伊　蚊
成蚊	体色 触须 翅 停落姿态	灰褐色 雄：与喙等长，末端膨大 雌：与喙等长 多有翅斑 体与喙成直线 体与停落面成锐角	淡棕黄色 雄：长于喙 雌：甚短 多无翅斑 体与喙成钝角 体与停落面平行	黑色，足有白环 雄：与喙等长 雌：甚短 无翅斑 同库蚊
蚊卵		舟形，有浮囊，单个浮于水面	圆锥形，集结成筏，浮于水面	橄榄形，单个沉于水底
蚊幼虫	呼吸管 掌状毛 水中静息状态	具气门，无呼吸管 第 1 ~ 第 7 腹节背面两侧有掌状毛 浮于水面下，体与水面平行	呼吸管细长 无掌状毛 头部朝下悬于水面	呼吸管粗短 同库蚊 同库蚊
蚊蛹		呼吸管粗短，口阔，漏斗状，具深裂隙	呼吸管细长，口狭小，管状，无裂隙	呼吸管宽短，口斜向或呈三角，无裂隙

【实验报告】

比较三属蚊鉴别的主要形态学特征。

（二）蜱（tick）

【目的与要求】

1. 熟悉蜱成虫的形态特征。
2. 熟悉硬蜱、软蜱的主要形态鉴别特征。
3. 了解我国主要传病蜱种及所传播的疾病。

【要点解析】

1. 生活史（图示）

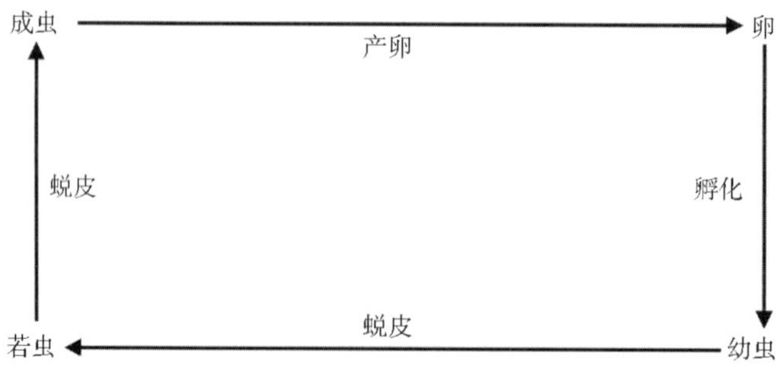

2. 要点

（1）生活史　蜱生活史有卵、幼虫、若虫、成虫 4 个时期。分为硬蜱和软蜱两类。硬蜱若虫只有 1 期，软蜱若虫因种或环境条件不同而有多期，通常 3 ~4 期，多者可有 5 ~8 期。

（2）寄生部位　蜱营专性体表寄生，宿主以哺乳动物及鸟类为主，某些种类可侵袭人体。

笔记

一般寄生在宿主皮肤较薄、不易被搔动的部位。蜱类有更换宿主的现象，可依其更换宿主的次数而分为一宿主蜱、二宿主蜱、三宿主蜱和多宿主蜱等4种类型。

（3）生存环境　蜱类的栖息与活动因种而异，分布在不同的自然生态环境。硬蜱多生活在森林、草原、灌木、洞穴、荒漠地带，软蜱多生活在荒漠、半荒漠地带的宿主巢穴中。

（4）吸血特点　硬蜱各发育期吸血1次，一般白天侵袭宿主，吸血时间长，饱食后体重增加数十倍至百余倍；软蜱幼虫吸血1次，各龄若虫及某些种类成蜱吸血多次，一般夜晚侵袭宿主，吸血时间短，饱食后体重增加数倍。

（5）致病　蜱除叮刺吸血引起炎症反应及造成蜱瘫痪外，还可传播多种人兽共患病，如森林脑炎、新疆出血热、北亚蜱媒斑疹伤寒、Q热、莱姆病、蜱媒回归热等。

（6）常见蜱种　我国重要的传病蜱种有全沟硬蜱（*Ixodes persulcatus*）、草原革蜱（*Dermacentor nuttalli*）、亚东璃眼蜱（*Hyalomma asiaticum kozlovi*）、乳突钝缘蜱（*Ornithodoros papillipes*）等。

【实验指导】

示教内容如下。

（1）硬蜱成虫（玻片标本）　①外形：虫体分为颚体（假头）和躯体两个部分，躯体椭圆形，未吸血时背腹扁平，饱血后身体膨胀，外观似蚕豆或蓖麻籽；②大小：未吸血时体长2～13mm，某些种类雌蜱饱血后可达30mm；③颜色：褐色、棕褐色或棕红色，因种而异；④结构特点：假头位于躯体前端，由颚基、螯肢、口下板、须肢组成，螯肢1对呈杆状，由颚基背面正中央伸出，尖端有倒齿；口下板由颚基腹面伸出，上有左右对称的纵列逆齿；须肢1对，分4节；体表光滑，背面有盾板，雄蜱盾板覆盖整个背面，雌蜱盾板仅覆盖背面前端的一小部分，腹面有足4对。

（2）软蜱成虫（玻片标本）　基本形态与硬蜱相似。椭圆形；棕褐色或土黄色；假头位于躯体腹面前端，背面不可见；躯体体表皱纹状、颗粒状、疣突状或有盘状凹陷，背面无盾板。

硬蜱、软蜱成虫的主要形态学鉴别特征比较见表2－8。

表2－8　硬蜱与软蜱成虫主要形态学特征比较

	硬蜱	软蜱
假头	躯体前端，背面可见	躯体腹面前端，背面不可见
颚基	背面观呈六角形、矩形或方形；有1对孔区	方形；无孔区
口下板	逆齿发达	逆齿不发达
须肢	第4节短小，嵌于第3节腹面陷窝内，不能活动	第4节与其他节等长，可弯曲活动
体表	光滑	皱纹状、颗粒状、疣突状或有盘状凹陷
盾板	雄蜱盾板大，雌蜱盾板小	无盾板
气门板	宽阔，位于第4对足基节后外侧	小，位于第4对足基节前外侧

【实验报告】

比较硬蜱与软蜱成虫的主要形态学特征。

（三）螨（mite）

【目的与要求】

1. 熟悉恙螨、革螨、尘螨的形态特征。
2. 了解恙螨、革螨、尘螨的医学意义。

【要点解析】

1. 生活史（图示）

（1）恙螨

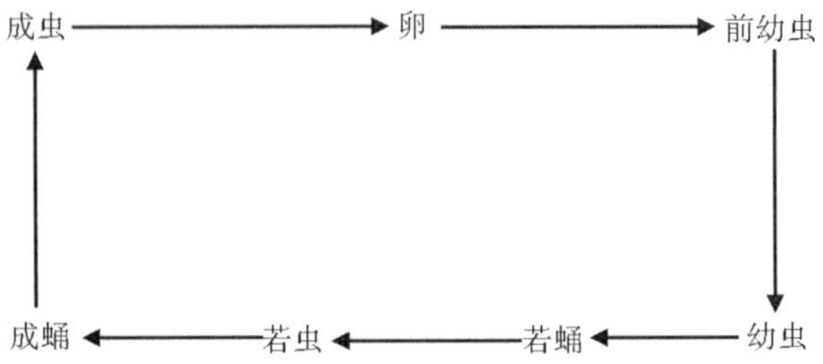

（2）革螨、尘螨

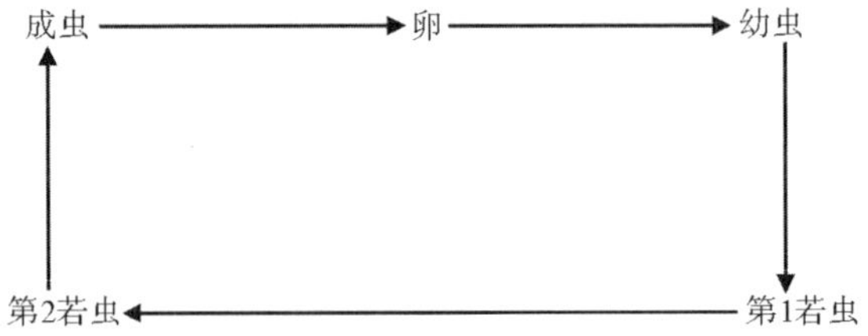

2. 要点

（1）生活史　恙螨生活史有卵、前幼虫、幼虫、若蛹、若虫、成蛹、成虫7个时期；革螨和尘螨生活史均有卵、幼虫、第1若虫、第2若虫、成虫5个时期。

（2）寄生部位　恙螨仅幼虫营寄生生活，宿主范围广，一般寄生在宿主体表皮薄而湿润的部位；寄生性革螨多数寄生在宿主体表，少数寄生在宿主体内；尘螨营自生生活。

（3）生存环境　恙螨多分布在温暖潮湿地区，常以隐蔽、多鼠的草丛为孳生地，幼虫活动范围小，常聚集呈点状分布，称为螨岛；寄生性革螨按寄生习性不同可分为巢栖型、毛栖型和腔道型；尘螨多生活在人居住场所和工作环境中。

（4）特点　恙螨幼虫刺吸宿主，以分解的组织和淋巴液为食，一般饱食1次；革螨刺吸宿主，以血液和组织液为食，吸血多次；尘螨为碎屑食性，以人和动物皮屑、面粉等粉末性物质为食。

（5）感染疾病　恙螨、革螨叮刺宿主均可引起皮炎，传播肾综合征出血热。恙螨、革螨还分别可传播恙虫病、立克次体痘等传染病。尘螨及其代谢产物是强烈的过敏原，可引起尘螨性过敏、过敏性鼻炎、哮喘、皮炎等外源性变态反应性疾病。

（6）常见螨种　我国重要的媒介恙螨有地里纤恙螨（*Leptotrombidium deliense*）、小盾纤恙螨（*L. scutellarei*）；革螨有格氏血厉螨（*Haemolaelaps glasgowi*）、柏氏禽刺螨（*Ornithonyssus bacoti*）；尘螨有屋尘螨（*Dermatophagoides pteronyssinus*）、粉尘螨（*D. farinae*）、埋里欧尘螨（*Euroglyphus maynei*）等。

【实验指导】

示教内容如下。

（1）恙螨幼虫（玻片标本）　①外形：椭圆形，虫体分为颚体和躯体两个部分；②大小：体长0.2～0.5mm；③颜色：红、橙、淡黄或乳白色；④结构特点：颚体位于躯体前端，由螯肢、须肢各1对以及颚基组成，螯肢末端为弯刀状螯肢爪；躯体背面前部有盾板1块，形状有扁矩形、梯形、三角形、五角形、舌形等；盾板上有盾板毛5根，盾板中央有1对鞭丝状或棍棒状感器；绝大多数有红色、明显的眼2对，位于盾板两侧；盾板后方躯体上有横列的背毛；腹面有足3对。

注意事项：盾板形状、盾板毛及感器的形状、位置，背毛排列的行数及数目等均因种而异，是恙螨虫种鉴别的主要形态学特征。

（2）革螨成虫（玻片标本）　①外形：圆形或椭圆形，背腹扁平，表皮膜质，虫体分为颚体和躯体两个部分；②大小：体长0.2～0.5mm，大者可达1.5～3mm；③颜色：黄色或褐色；④结构特点：颚体位于躯体前端，由颚基以及螯肢、口下板、须肢各1对组成；躯体具骨化的骨板，躯体背面有1～2块背板；雌螨腹面有胸板、生殖板、腹板和肛板等骨板，雄螨腹面的骨板则往往愈合为一块全腹板；腹面靠颚体后面正中有一叉形的胸叉，有足4对。

（3）尘螨成虫（玻片标本）　①外形：椭圆形，表面具细密波状皮纹，虫体分颚体和躯体两部分；②大小：体长0.2～0.5mm；③颜色：乳白色；④结构特点：颚体位于躯体前端，钳状螯肢1对，须肢1对；躯体背面前端有狭长的前盾板，雄蜱背面后端有后盾板及1对臀板；躯体肩部有1对长鬃，尾端有2对长鬃；腹面有足4对，末端具钟罩形吸盘。

（四）白蛉（sandfly）

【目的与要求】

1. 熟悉白蛉成虫的形态特征。
2. 了解我国主要传病蛉种及所传播疾病。

【要点解析】

1. 生活史（图示）

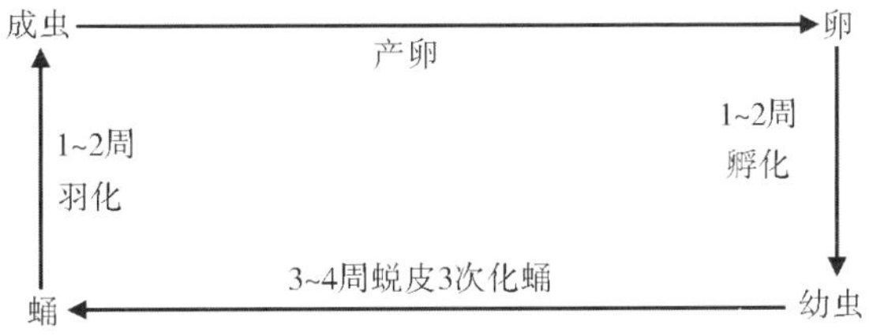

2. 要点

（1）生活史　白蛉是完全变态昆虫，其生活史经历卵、幼虫、蛹、成虫4个时期。

（2）生存环境　白蛉幼虫期选择土质疏松、湿度适宜、富含有机质的土壤为其孳生地；栖息习性可以分为家栖、半家栖、野栖三种类型。

（3）吸血习性　雌蛉吸血习性因种而异。有些种类以吸人及恒温动物血为主，有些种类以吸变温动物血为主。

（4）传播疾病　白蛉除叮人吸血外，还传播利什曼病、白蛉热、巴尔通病等多种疾病。

（5）常见蛉种　我国的主要传病蛉种有中华白蛉指名亚种（*Phlebotomus chinensis chinensis*）和中华白蛉长管亚种（*P. c. longiductus*）等。

【实验指导】

示教内容如下。

成蛉（玻片标本）　①外形：分头、胸、腹三部分；胸背隆起呈驼背状；全身密被细毛；②大小：体长1.5～4mm；③颜色：灰褐色；④结构特点：头部球形，复眼1对，大而黑；鞭状触角1对，细长；触须1对，向头下方弯曲；喙较蚊喙粗短，约与头等长，为刺吸式口器；胸部分为前胸、中胸、后胸3节，中胸最发达，有翅1对，狭长，末端尖，停息时两翅向上竖立，与身体成45度角，后胸有平衡棒1对，3对足特别细长；腹部分为10节，第2～第6腹节背面有细长的毛丛，或竖立，或平卧，或二者混杂，因种而异，是重要的分类特征，第9～第10腹节特化为外生殖器。雄蛉尾端有抱握器；雌蛉尾端有尾须1对。

（五）蜚蠊（cockroach）

【目的与要求】

1. 熟悉蜚蠊生活史各期的形态特征。
2. 了解主要的蜚蠊虫种及医学意义。

【要点解析】

1. 生活史（图示）

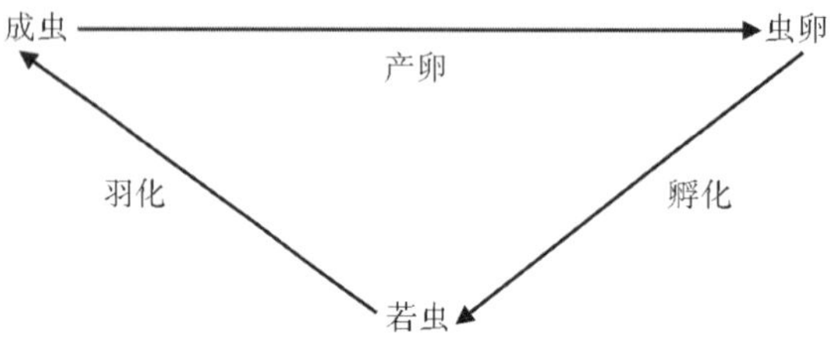

2. 要点

（1）生活史　蜚蠊俗称蟑螂，为不完全变态昆虫，其生活史包括卵、若虫、成虫 3 个阶段。

（2）生存环境　蜚蠊杂食性；家栖种类栖息于室内温暖、潮湿、阴暗隐蔽并且靠近食物、水源的场所，夜间活动。

（3）传播疾病　蜚蠊主要通过机械性携带病原体而传播传染病，同时也是重要的致敏原。

（4）常见种　我国主要的蜚蠊种有德国小蠊（*Blattella germanica*）和美洲大蠊（*Periplaneta americana*）等。

【实验指导】

示教内容如下。

（1）成虫（针插标本）　①外形：椭圆形，虫体分为头、胸、腹三个部分；②大小：大蠊属体长约 20～40mm，小蠊属体长约 10～14mm；③颜色：一般褐色、红褐色、暗褐色或棕黄色，有些种类表面具有油亮光泽；④结构特点：头部小，且向下弯曲；细长触角 1 对；口器咀嚼式；前胸背板宽大，其大小、形状、颜色、斑纹因种而异，翅 2 对，前翅革质，后翅膜质，3 对足发达；腹部分为 10 节。雄虫尾端有腹刺 1 对；雌虫尾端分叶状结构，能夹持卵鞘。

（2）卵鞘（瓶装标本）　暗褐色，形似钱夹，外鞘坚硬，卵成对排列于鞘内。

（3）若虫（针插标本）　体小，无翅，其他形态特点基本与成虫相似。生殖器官未发育成熟。

（郭步平）

笔记

第三章　综合性实验

实验一　华支睾吸虫综合性实验

一、实验目的与要求

（一）目的

通过建立大鼠感染模型的方法，熟悉华支睾吸虫的生活史、感染途径和方式、主要的病原学和免疫学检测方法，以及主要的病理变化及致病机制。

（二）要求

1. 掌握从感染华支睾吸虫的鱼体内分离囊蚴的方法，鉴别并挑选成熟的华支睾吸虫成熟囊蚴。
2. 掌握利用灌胃针经消化道接种华支睾吸虫囊蚴的方法。
3. 掌握华支睾吸虫病的病原学检查方法。
4. 掌握华支睾吸虫分泌抗原的制备和ELISA检测特异性抗体的方法。
5. 了解华支睾吸虫幼虫在第一中间宿主体内进行无性生殖过程及尾蚴形态。
6. 了解华支睾吸虫引起的主要病理变化及其特点。

二、主要仪器设备及试剂

1. 主要仪器设备

体视显微镜、光学显微镜、石蜡切片机、冰冻切片机、荧光显微镜、酶标仪、可调移液器、冷冻离心机、CO_2培养箱等。

2. 试剂

磷酸缓冲液、碳酸盐包被缓冲液、脱脂奶粉、辣根过氧化酶标记的羊抗大鼠IgG二抗、TMB（3，3′，5，5′-四甲基联苯胺盐酸盐）底物显色液、石蜡、10%甲醛溶液、乙醇、苏木素、伊红、盐酸、二甲苯等。

三、实验内容

1. 收集虫卵

患者、病畜粪便中的虫卵用清水沉淀法收集，或从感染华支睾吸虫的猫的肝胆管内取出成虫，在台氏液中置37℃ CO_2培养箱培养，收集虫卵。

2. 感染文沼螺

将新采集的阴性纹沼螺（以幼螺为宜）10～20只放入装有华支睾吸虫虫卵的平皿内，加适量清水，夏季隔1～2小时取出，冬季隔3～4小时取出，饲养于人工池塘环境中的网筛内，在夏季气温下经3个月可以发育为尾蚴。将螺放在玻璃培养皿内，放入清水，盖过螺体，在体视显微镜下观察尾蚴从螺体的逸出和形态。取阳性螺，压碎后，从螺肝内分离囊状雷蚴，观察

笔记

雷蚴形态和其中的胚团细胞。

3. 感染鱼

网筛内的阳性螺释放尾蚴，感染人工池塘内的麦穗鱼和其他鱼类，1 个月左右鱼体囊蚴发育成熟。

4. 囊蚴分离

取米粒大小的麦穗鱼肌肉组织块，置两块载玻片之间压片，在解剖镜或低倍镜下检测并观察囊蚴，同时观察囊蚴是否成熟（有一个明显的黑色的排泄囊）。当大部分囊蚴为成熟囊蚴时，将鱼去鳞、头、鳍、内脏，用绞肉机搅碎或剁碎，每 10g 鱼肉用 250ml 消化液（配方：胃蛋白酶 9.8g，1N 盐酸 164ml，氯化钠 17g，加水至 2000ml），消化 4～6 小时，用铜筛过滤去掉粗渣，滤液经反复多次生理盐水沉淀至澄清，最后吸取沉淀物至培养皿内在解剖镜下观察，并用微量移液器吸取成熟囊蚴。

5. 接种动物

将 15 只 100g 左右的雄性 SD 大鼠分为 3 组，每组分别感染华支睾吸虫囊蚴 10 个、100 个和 1000 个。事先计数囊蚴，按每个动物所需量分别收集到 1.5ml 的塑料离心管中，用灌胃针吸取囊蚴，经胃内感染，管内所有囊蚴经 3 次清洗吸取，完全感染动物。填写接种卡片，分别饲养，35～40 天后解剖。

6. 病原学检查

从感染后的第 21 天开始，收集每组大鼠粪便 10 粒，用 10% 的 NaOH 溶液浸泡，捣碎，搅匀，经金属筛网（40～60 孔）滤入尖底量杯或大试管中，加清水至杯（管）口，静置 25 分钟，倾去上清液，重新加满清水。每 15～25 分钟换水一次（共 3～4 次），至上清液澄清为止，最后倾去上清液，取适量沉渣镜检。记录每组最早出现虫卵的时间。

7. 解剖动物

感染后第 3 天、7 天、15 天、30 天、60 天从 3 个组中各取 1 只大鼠解剖，收集感染血清、肝脏和虫体。以无菌操作，一切器材用具均需严格消毒，另备无菌生理盐水。取虫步骤如下。

（1）将动物腹部的毛剪净，用肥皂水洗净，用碘酒消毒自颈至肛门及腹部两侧皮肤。

（2）用乙醚麻醉至第三期施行手术。

（3）用玻璃毛细管从眼角静脉丛采血，分离血清。

（4）将腹部切开，取出肝脏，用手从肝叶边缘向中央挤压，华支睾吸虫即成群随总胆管液流出，用柔软毛笔将虫体移入无菌生理盐水中，对每个大鼠感染的虫体计数。

8. 观察肝组织病理切片

将大鼠肝脏用 4% 甲醛－PBS 固定，石蜡包埋制成切片（4μm）。切片染色观察胶原产生量（masson 三染色）和组织细胞形态变化（HE 染色）。比较不同感染时间、不同剂量条件下肝脏尤其是胆管上皮细胞的增生和形态学改变，以及胆管周围纤维化程度，并按组织病理学改变程度进行评分。

9. 制备分泌排泄抗原

取感染 30 天后的成虫，在光学显微镜下鉴定挑选形态完整、活动良好的虫体，用含青霉素（100 IU/ml）和链霉素（100 μg/ml）的 DMEM 在 37℃，5% CO_2 条件下无菌培养，12 小时后收集培养液，4℃离心每分钟 10 000 转 15 分钟，取上清液，用 Bradford 法分别测定总蛋白浓度，－80℃保存备用。

10. ELISA 法检测各组动物血清中抗 CsESAs 抗体

（1）包被缓冲液（pH9.6 0.05mol/L 碳酸盐缓冲液）将 CsESAs 稀释至 10μg/ml，于 96 孔酶标板每孔加 0.1ml，4℃过夜。

笔记

（2）次日用 PBS－Tween 20（PBS 溶液中含 0.05% Tween 20，PBS－T）洗涤 3 次，每次 5 分钟。用 5% 脱脂奶粉封闭，37℃，2 小时。

（3）PBS－Tween 20 再次洗涤，加 1∶200 稀释的感染大鼠血清 0.1ml（第一抗体）于上述已包被之反应孔中，置 37℃孵育 2 小时。同时做空白、阴性孔对照。

（4）PBS－T 洗涤 3 次，加入 1∶25 000 稀释的 HRP 酶标的兔抗大鼠 IgG 0.1ml，37℃孵育 60 分钟。

（5）PBS－T 洗涤 3 次，于各反应孔中加入 TMB 底物溶液 0.1ml，显色 5～10 分钟。

（6）于各反应孔中加入 2mol/L 硫酸 0.05ml。

（7）全自动酶标仪检测 OD 值，波长 450nm。

（8）比较各组抗体水平与感染剂量的关系。

11. 比较不同剂量感染组抗体水平与肝脏组织病理学改变程度的相关性

四、实验报告

1. 记录实验操作步骤。

2. 记录不同剂量感染组动物最早排出虫卵的时间，比较各组之间可能的差异及原因。

3. 记录不同剂量感染组动物每个时间点上回收的虫体的数量、虫体大小和发育程度。

4. 记录不同剂量感染组动物每个时间点上肝脏的病理变化（包括胆管上皮细胞损伤、炎症细胞浸润、肝星状细胞的激活和迁移、胆管周围和肝实质的纤维化等），比较各组之间的差异，并分析原因。

5. 记录不同剂量感染组动物每个时间点上血清中 ESA 特异性抗体的水平，分析抗体动态变化规律及与感染度之间的关系。

（胡旭初）

实验二　日本血吸虫综合性实验

一、血吸虫病动物模型的建立

（一）实验目的与要求

1. 目的

通过建立家兔和小鼠血吸虫感染动物模型，使学生掌握有关血吸虫形态、生活史、致病和临床实验室诊断的基本知识。

2. 要求

（1）掌握血吸虫生活史和发育过程。

（2）掌握日本血吸虫尾蚴从钉螺中逸出和感染实验动物的基本过程和所需的条件。

（3）掌握血吸虫成虫和虫卵形态特征。

（4）掌握血吸虫感染（病）临床病原学检查方面，熟悉免疫学和分子生物学方法。

（5）了解日本血吸虫毛蚴感染钉螺进行无性生殖的过程，以及母胞蚴、子胞蚴和尾蚴的形态。

（二）主要仪器设备及试剂

解剖小动物用的手术器械、体视显微镜、光学显微镜、石蜡切片机、冰冻切片机、荧光显

笔记

微镜、酶标仪、可调移液器、冷冻离心机、气泵、真空泵等。

（三）实验内容

1. 阳性钉螺的实验制备

（1）取重感染48天后家兔肝脏，分离新鲜虫卵，按常规方法孵化获得毛蚴，将钉螺置直径约15cm平皿中，加入250ml去氯水，按钉螺与毛蚴之比1∶20投放毛蚴。在有光源的25℃～28℃孵箱中，感染钉螺4天。

（2）阳性螺的饲养，用30 cm×40 cm×3.5cm的搪瓷盘，盘底铺6层草纸，保持潮湿，每盘放入已接种过日本血吸虫毛蚴的钉螺1000只，上盖网罩以免钉螺外爬，每日洒水2次，保持潮湿，加少许浸泡后兔饲料和泥土于草纸上，定期检查，除去死螺，置25℃～27℃培养箱中培养，7～10天换洗一次培养盘。

2. 尾蚴的逸出与计数

将10～20只阳性钉螺放入三角烧瓶（100ml）中，加去氯水至瓶口，为阻止钉螺外爬，将小块窗纱压入水面下1cm处，将三角烧瓶置于有光源的孵箱中，保持温度20℃～25℃，2～3小时后用金属耳蘸取液面数滴水至解剖镜下观察，见尾蚴并计数

3. 动物接种

（1）固定动物　一般先将动物固定于接种板上（小白鼠可先剪毛后固定）。固定小鼠时，橡皮筋不宜缚得太紧；固定豚鼠和家兔时，须将棉纱绳缚紧。

用剪刀剪去腹部毛，范围不宜太大，依需要而定，勿剪破皮肤。

用解剖针挑取尾蚴至盖玻片的水滴中，并在解剖镜下计数。每次挑去尾蚴量不要太多，视需要而定，以免浪费。

（2）接种动物　将小鼠仰卧，四肢固定于自制鼠板上，用眼科弯剪剪去下腹部腹毛，面积大小约20mm×20mm，用棉签蘸取去氯水湿润腹部去毛处，用白金耳自液面蘸取数滴含尾蚴的水于盖玻片上，在解剖镜下计数，如尾蚴数量不够可再蘸；如过多可用烧热的解剖针烫死多余的尾蚴，将盖玻片腹置于湿润的鼠腹部，其间不时用小吸管从盖玻片边缘滴加去氯水保持湿润，敷贴5～10分钟（家兔20分钟），接种时间内应保持接种部位湿润，不使盖玻片脱落，冬季应设法保持室温在15℃以上。

每只小鼠感染尾蚴20～30条，家兔感染尾蚴500～600条为宜。

接种完毕取下盖玻片，集中放在盛有清水的烧杯中，经开水烫过后用水清洗干净，擦干留待下次使用。

标记动物，40～45天后解剖。

注意事项：①严防实验室感染：接种后所用的用具应先用开水烫过，将盛有尾蚴的烧杯用开水烫杀，再做其他清洁工作；②在脱橡皮手套前，先用酒精棉花擦洗手套外表，再将手套脱下冲洗干净、擦干；③若含有尾蚴的水污染于桌面或皮肤上时，应立即擦干或用酒精棉花擦洗。

4. 动物模型的鉴定

自动物感染45天后，开始收集粪便，用生理盐水直接涂片或水洗自然沉淀法检查虫卵，粪便检查发现虫卵后，解剖动物，分离肠系膜静脉，用镊子撕碎肠系膜静脉，查找成虫。也可取肝左叶制作切片作HE染色，镜下可见虫卵肉芽肿。

笔记

二、血吸虫病病原学检查和免疫学检测

（一）病原学检查

1. 沉淀孵化法

依据血吸虫卵内的毛蚴在适宜温度的清水中，短时间内可孵出的特性而设计的方法，适用于早期血吸虫病患者的粪便检查。

（1）取新鲜粪便约30g（鸡蛋大），置于搪瓷杯内，加少量清水，用竹板充分调成糊状。

（2）粪汁经60目铜丝筛过滤于量杯内，并用清水冲洗粪渣至注满量杯。静置沉淀30分钟。

（3）小心倒去上面的粪水，留下沉渣。

（4）再加清水至满量杯，静置沉淀20分钟。

（5）倒去上面的粪水，如此反复清洗数次，直至上面的水澄清为止。倒去上面的水，吸取沉渣涂片镜检。

（6）将镜检血吸虫卵阴性的沉渣倒入250ml三角烧瓶内，加清水（城市中需用去氯水）至近瓶口，置于20℃～30℃的环境中孵化。

（7）经4～6小时后经肉眼或放大镜观察结果。观察时，将瓶对测光，瓶后衬以黑纸，眼平视瓶颈部。如见水面下有白色点状物作直线来往游动，即是毛蚴。必要时也可用吸管将毛蚴吸出镜检。如无毛蚴，每隔4～6小时（24小时内）观察一次。气温高时毛蚴可在短时间内孵出，因此在夏季要用1.2%食盐或冰水冲洗粪便，最后一次才改用室温清水。

2. 毛蚴促孵法

将沉淀法处理后的粪便沉渣置于三角烧瓶内，不加水，或将粪便置于吸水纸上，再放在20℃～30℃温箱中过夜。检查时，加清水，2小时后就可见到孵出的毛蚴。此法毛蚴孵出时间较一致，数量也较多。

影响毛蚴孵化的因素如下。

（1）温度　是毛蚴孵化的重要因素，最适宜的温度是25℃～30℃。温度高孵出快，但存活时间短；温度低于20℃则孵出减慢，甚至不孵出，所以冬天气温低需要保持湿度以保证毛蚴孵出。

（2）光线　毛蚴有趋光习性，在无灯光的温箱中，毛蚴都在瓶底活动，放置亮处则逐渐至水面活动，所以刚从无亮光的温箱取出须放置30分钟，再进行观察。

（3）水的比重　实验证明毛蚴孵化与水的渗透压有关，在生理盐水中毛蚴孵出率降低到10%～15%，而在1.2%的盐水中毛蚴无法孵化，利用这个原理热天沉淀换水怕毛蚴孵出丢失就改用1.2%盐水来控制毛蚴孵化。孵化常用的自来水、河水或塘水都不会影响毛蚴孵化，当河水或塘水太混浊需要加明矾沉淀透明。如果每50kg水中明矾超过3g，就可抑制毛蚴孵出，需要加以注意。

（4）酸碱度　日常用水的pH都近中性，对毛蚴孵化没有影响。

3. 直肠黏膜和肝、肺组织压片

用直肠镜观察后，自可疑病变处钳取米粒大小的黏膜组织（或肝、肠、肺组织）一块，用生理盐水冲洗后，放在两个载玻片间，轻轻压平，镜检。

（二）免疫学检测

1. 间接血凝试验（IHA）

（1）在微量血凝板（U型）上将受检者血清用1%正常兔血清生理盐水作倍比稀释，每孔最后含稀释血清0.05ml。

（2）每孔加入0.01ml致敏红细胞悬液，充分振荡摇匀后，覆以塑料板，静置2～4小时，读取结果。呈明显阳性反应（+）的最高稀释度为该血清的滴度（或效价），用该稀释度的倒数表示。

（3）结果判定：根据血细胞在孔底的沉淀形状而定。

表3-1 血吸虫病间接血凝试验结果判断

结果判读	血细胞在孔底的沉淀形状	结果说明
-	血细胞不凝集沉积于管底中央，形成典型的“纽扣状”或小圆环，结构紧密，外沿光滑	阴性
±	“纽扣状”或小圆环外沿不够光滑	可疑
+	沉积范围更小，有时呈中心淡、周边浓的环状	弱阳性
++	血细胞沉积范围较小，或毛玻璃样沉积出现淡淡的环形圈	阳性
+++	血细胞布满管底呈毛玻璃样	中度阳性
++++	血细胞呈片状凝集或边沿卷曲	强阳性

注意事项：①红细胞浓度，致敏红细胞浓度与试验的敏感性和特异性有密切关系，在一定范围内，致敏红细胞浓度和血凝效价成反比，若浓度过低，则假阳性增高，过高则不敏感，一般认为1%～2%为宜；②血凝板类型，血凝试验目前多采用微量方法，国内生产血凝板主要有U型和V型两种，阴性沉降模型V型板比U型板更为清晰典型；而敏感性则U型板比V型板高2～3个稀释度；③血清标本，未完全凝固收缩而分离出的血清标本，收集血清时若吸入纤维蛋白块，明显阻止红细胞下沉，造成假阳性。

2. 酶联免疫吸附试验（ELISA）

（1）将96孔塑料微量血凝平板用稀释抗原致敏，即在每一凹孔中滴加200μl已用0.05mol/L pH9.6碳酸钠缓冲液稀释的抗原，置4℃中过夜致敏。

（2）取出血凝平板，用含有0.05%吐温-20的0.1 mol/L pH7.4的PBS-吐温洗涤3次，最后一次洗涤后，将血凝板凹孔内水液甩尽，这种微量平板即可用于试验。

（3）于每一凹孔中加入200μl已用PBS-吐温稀释的血清，振摇平板后，置室温中2小时（37℃ 1小时）。

（4）如上法洗涤，甩干，再加已用PBS-吐温稀释的酶标记物200μl，振摇平板后，置室温中2小时（37℃ 1小时）。

（5）再如上法洗涤，然后加200μl底物（如为HRP标记物常用底物为邻苯二胺溶液，置室温30分钟。

（6）在每一凹孔内加入50μl 2mol/L H_2SO_4，终止酶反应。

（7）结果判断：用ELISA酶标检测仪测定，读取492nm波长的消光值。

附：邻苯二胺溶液配法是将10mg邻苯二胺溶于25ml，pH5.0柠檬酸缓冲液，再加适量30%过氧化氢。

注意事项：①用于ELISA检测时，应选择吸附性能好，非特异性吸附少的微量反应板；②进行ELISA检测时，应以阳性血清和阴性血清作对比测定，以确定阳性和阴性反应结果的阈值；③在用ELISA检测大批标本时，每块反应板都应设置标准阳性血清及阴性血清对照；④加底物前，反应板经洗涤、甩干后，应速加底物，不能在空气中放置过久，以免酶活力下降影响反应结果，特别在高温季节，加底物已甩干的反应板，不宜在空气中暴露过久；⑤反应板使用后不宜再用，否则会影响反应结果；⑥如用酶标仪进行测定，因各种型号的酶标仪性能不一致，检测时需根据各自的仪器，确定阳性和阴性反应阈值；⑦在进行ELISA检测时，为避免反应板非特异性吸附酶结合物，反应板经抗原或抗体致敏后，可选用4%～10%的牛血清白蛋白或者10%的小牛血清进行封闭试验。

（三）实验报告

记录实验操作步骤，结果分析与总结。

三、血吸虫动物模型的病理学观察（大体及切片）

（一）实验目的与要求

通过对血吸虫动物模型的解剖和病变观察，掌握血吸虫病主要病变部位及基本病理变化。

（二）主要仪器设备及试剂

动物解剖台、解剖刀等器械、光学显微镜等石蜡、10%甲醛溶液、Zenker氏液、Bouin氏液、乙醇、苏木素、伊红、盐酸、二甲苯等。

（三）实验内容

1. 解剖血吸虫动物模型

血吸虫病的基本病变是由虫卵沉着组织中所引起的虫卵结节。急性虫卵结节由成熟虫卵引起，结节中央为虫卵，周围聚集大量嗜酸性粒细胞，并有坏死，称为嗜酸性脓肿，脓肿周围有新生肉芽组织和各种细胞浸润，形成急性虫卵结节。急性虫卵结节形成10天左右，卵内毛蚴死亡，虫卵破裂或钙化，围绕类上皮细胞、异物巨细胞或淋巴细胞，形成假结核结节，以后肉芽组织长入结节内部，并逐渐被类上皮细胞所替代，形成慢性虫卵结节，最后结节发生纤维化。

病变部位主要在结肠及肝脏，较多见的异位损害则在肺及脑。

（1）肠道病变　成虫大多寄生于肠系膜下静脉，移行至肠壁的血管末梢在黏膜及黏膜下层产卵，故活体检查时发现虫卵排列成堆，以结肠，尤其是直肠、降结肠和乙状结肠最为显著，小肠病变极少，仅见于重度感染者。早期变化为黏膜水肿，片状充血，黏膜有浅溃疡及黄色或棕色颗粒。由于溃疡与充血，临床上见有痢疾症状，此时，大便检查易于发现虫卵。晚期变化主要为肠壁因纤维组织增生而增厚，黏膜高低不平，有萎缩，息肉形成、瘢痕形成等病理变化。血吸虫病变所形成的息肉有癌变可能，应予重视。由于肠壁增厚，肠腔狭窄，可致机械性梗阻。由于阑尾炎组织也常有血吸虫卵沉着，阑尾黏膜受刺激及营养障碍，易发生阑尾炎。

（2）肝脏病变　虫卵随门静脉血流入肝，抵达于门静脉小分支，在门管区等形成急性虫卵结节，故在肝表面和切面形成粟粒或大结节，肝窦充血，肝窦间隙扩大，窦内充满浆液，有嗜酸性粒细胞及单核细胞浸润；肝细胞可有变性，小灶性坏死。晚期可见门静脉周围有大量纤维组织增生，形成肝硬变（管道型肝硬化），严重者形成粗大突起的结节。较大门静脉分支管壁增厚，管腔内血栓形成。由于肝内门静脉阻塞，形成门静脉高压，引起腹水、脾肿大及食管静脉曲张。

（3）脾脏病变　早期肿大，与成虫代谢产物刺激有关。晚期因肝硬化引起门静脉高压和长期淤血，致脾脏呈进行性肿大，有的患者肿大的脾脏可占据大部分腹腔甚至下抵盆腔，并伴有脾功能亢进现象。镜检可见脾窦扩张充血，脾髓内、血管周围及脾小梁的结缔组织增生，脾小体萎缩减少，中央动脉管壁增厚发生玻璃样变。脾脏中偶有虫卵发现。

（4）其他脏器病变　在胃及肠系膜以及淋巴结、胰、胆囊等偶有虫卵沉积。血吸虫病侏儒患者有脑垂体萎缩性病变和坏死，并可激发肾上腺、性腺等器官组织萎缩性变化，骨骼发育迟缓，男子有睾丸退化，女子有盆腔发育不全等。

异位性损害主要由于急性感染时大量虫卵由静脉系统进入动脉，以肺和脑的异位损害为多见。肺部可有大量虫卵沉积和发生出血性肺炎。脑部病变多见于顶叶皮层部位，脑组织有肉芽肿和水肿。

实验动物（兔）处死后，依次解剖各主要脏器，并重点观察结肠、肝脏、脾、肺和脑组织。

笔记

2. 肝脏病理学检查

取同一部位的肝组织用10%福尔马林液固定，常规脱水，石蜡包埋、切片，进行常规苏木素－伊红（HE）染色。

光镜观察：门管区内可见多数略显同心圆排列的纤维性虫卵结节和少数新旧程度不等的虫卵结节形成，门管区大量的纤维结缔组织增生而显著增宽，其中小叶间胆管增生，并有嗜酸性粒细胞、单核细胞、淋巴细胞和浆细胞浸润。少数纤维性虫卵结节和汇管区增生的纤维组织发生玻璃样变，肝细胞未见明显变化。

（四）实验报告

记录实验操作步骤，描述主要病变，实验分析与总结。

四、血吸虫感染小鼠肝纤维化相关因子 TGF－β1 表达分析（RT－PCR 法）

（一）实验目的与要求

1. 目的

（1）通过肝纤维化相关因子 TGF－β1 检测，熟悉血吸虫肝纤维化形成机制。

（2）了解 RT－PCR 方法。

2. 要求

（1）掌握实验动物解剖和组织（细胞）分离的方法。

（2）掌握组织（细胞）总 RNA 提取的方法。

（3）了解 RT－PCR 基本步骤。

（4）了解 RT－PCR 技术的用途。

（二）主要仪器设备及试剂

1. 仪器设备

高速离心机、水浴锅、核酸电泳槽、核酸紫外投射仪、移液器、枪头、离心管、－20℃冰箱、RT－100 PCR 扩增仪等。

2. 试剂

DEPC、UNIQ 柱式总 RNA 抽提试剂盒、Oligo（dT）18、随机引物、RNase Inhibitor、dNTPmix、MMLV 或 AMV、TaqDNA 酶、小鼠 TGF－β1 和内参照 GAPDH 引物等。

（三）实验内容

血吸虫感染，小鼠肝纤维化相关因子 TGF－β1 表达分析（RT－PCR 相对定量法）。

1. 血吸虫感染和未感染小鼠的肝组织细胞的分离

按常规方法处死和解剖血吸虫感染和未感染小鼠，分别取肝脏用剪刀剪碎，再用细胞网筛（200目）过滤，PBS 冲洗分别获得血吸虫感染和未感染小鼠肝组织单细胞悬液。

2. 总 RNA 的提取

（1）每分钟1000转，离心5分钟分别收集上述分离的血吸虫感染和未感染小鼠肝组织细胞，约 1×10^7 个细胞，并用 PBS 清洗2次后，各加0.5ml 的 Trizol 处理。

（2）用1ml 针筒，26－G 号（6#）针头抽吸匀浆液2次以剪切基因组 DNA，然后直接从针筒中将样品转移到无菌1.5ml 离心管中。

（3）加入100μl 氯仿/异戊醇（24:1），剧烈振荡混匀30s。

（4）每分钟12 000转，离心5分钟。

（5）将上清液转移到无菌1.5ml RNase－free 离心管中，加入150μl 无水乙醇混匀。

（6）将上述混匀溶液全部转移到套放于2ml 收集管的 UNIQ－10 柱中，室温放置2分钟，每分钟 8000 转，离心 1 分钟。

（7）取出柱子，弃去收集管中的废液，将柱子放回收集管中，加入 450μl RPE Solution，每分钟 10 000 转离心 30 秒钟。

（8）重复步骤 7 一次。

（9）弃去收集管中的废液，将柱子放回收集管中，每分钟 10 000 转离心 30 秒钟。

（10）将柱子放入无菌 1.5ml RNase – free 离心管中，在膜中央加入 50μl DEPC – H_2O，55℃ ~80℃放置 2 分钟。

（11）每分钟 10 000 转离心 1 分钟，1.5ml RNase – free 离心管中收集的溶液为 RNA 样品，琼脂糖凝胶电泳分析总 RNA 提取是否可用于下续实验。

3. RT – PCR 检测

将上述提取的血吸虫感染和未感染小鼠肝组织细胞总 RNA 进行 RT – PCR。RT – PCR 体系和条件如下。

（1）cDNA 第一链的合成（RT）

模板总 RNA 1 ~5μg（通常试剂盒抽提的总 RNA 5 ~8μl），2μl Oligo（dT）18 或随机引物（0.1μg/μl），0.5μl RNase Inhibitor（20 ~40U/μl）离心混匀后 65℃ ~70℃ 5 分钟。

0℃水浴加入如下组分：5 × Reaction Buffer 4μl，RNase Inhibitor（20 ~40U/μl）0.5μl，dNTPmix（10 nmol/L each）2μl，RNase – free ddH_2O 使其体系为 19μl，离心混匀后 37℃ 5 分钟。

加入 1μl MMLV 或 AMV RT（200 U/μl），终体积为 20μl。

37℃ ~42℃ 1 小时（若 1 步骤中是用随机引物则应预先在 25℃温浴 10 分钟，然后再 37℃ ~42℃ 1 小时）。

70℃10 分钟，置冰上进行后续试验。

（2）PCR

根据 GenBank 报道的小鼠 TGF – β1 和内参照 GAPDH 基因序列，引物设计如下表。

TGF – β1 上游引物 P1	5′ – ctgcacagctcacggcaccggag – 3′
TGF – β1 上游引物 P2	5′ – agctgcacttgcaggagcgcac – 3′
内参照 GAPDH 基因上游引物 P3	5′ – caccaccatggagaaggccgg – 3′
内参照 GAPDH 基因上游引物 P4	5′ – ccacagccttggcagcaccagtg – 3′

按下述体系和条件进行 PCR 扩增（PCR 条件可根据具体情况优化）。PCR 反应体系：5μl 10 × PCR buffer，1μl dNTPmix（10mol/L each），1μl 上游引物 P1（25μmol/L），1μl 下游引物 P2（25μmol/L），1 ~5μl（25μmol/L）cDNA 模板，1μl Taq DNA 聚合酶（5U/μl），ddH_2O 使其总体系为 50μl。PCR 反应条件：94℃预变性 1.5 分钟，94℃变性 50 秒钟，58℃退火 50 秒钟，72℃延伸 50 秒钟，30 个循环，最后 72℃延伸 10 分钟。并同时以内参照 GAPDH 的特异性引物 P3 和 P4 进行 PCR 作对照。

将 RT – PCR 产物进行琼脂糖凝胶电泳，并以 GAPDH 为内参照，灰度扫描分析 TGF – β1 基因表达改变。

（四）实验报告

记录实验操作步骤，结果分析与总结。

（夏超明）

笔记

实验三 疟原虫综合性实验

一、鼠疟原虫动物模型的建立

（一）实验目的与要求

1. 掌握疟原虫红内期虫体的形态特征。
2. 掌握疟原虫的病原学检查方法。
3. 掌握疟原虫生活史。
4. 了解疟原虫的基本知识和建立小鼠模型的方法。

（二）主要材料

1. 主要仪器设备及试剂

解剖小鼠用的手术器械、一次性注射器、光学显微镜、玻片、平皿、移液管、无菌生理盐水、消毒用酒精棉球等。

2. 虫种来源与保存

伯氏疟原虫为实验室常用的实验虫种之一。其保存方法有两种：一种是动物保种法，另一种是液氮冻存法，而后者更为经济方便且常用。

（三）鼠疟感染与保种

（1）选用 SPF－KM 小鼠或一级实验 KM 小鼠，体重 30g 左右，单一性别或雌雄各半。实验小鼠数目根据学生数而定，分笼饲养。

（2）用一次性注射器抽取无菌生理盐水 2～3ml，置于平皿内备用。

（3）取阳性鼠一只，用剪刀剪断尾尖，让血流出，并制一张血涂片，经染色后检查是否有疟原虫以及确定红细胞感染率的高低。

（4）收集阳性鼠血 0.3～0.5ml，与上述无菌生理盐水混匀。

（5）按照无菌接种方法经腹腔注射感染小白鼠，每只 0.2～0.3ml 上述疟原虫稀释液。如阳性鼠感染度低，可适当增加感染量。

（6）感染后第 3 天开始，从尾部采血涂片，染色后镜检是否接种成功。

（7）每日观察并记录造模前后小鼠的一般状态：活动、清洁度、毛色、摄食、体重等方面变化情况。

二、疟原虫病原学检查

目前临床上主要选用的检查方法为厚薄血涂片法。薄血膜上疟原虫的形态容易识别，但检出率低；厚血膜中所取标本量多，原虫集中易于检出，但是原虫形态难以辨认，故两者同时制在同一张玻片上，便于疟疾的实验诊断。

（一）实验材料

离心机、玻片、甲醇、姬氏染液、瑞氏染液、吖啶橙染液等。

（二）标本制片方法

1. 薄血膜涂片法

（1）取一洁净无油脂的载玻片，另取一张两端平整无凹凸的载玻片，做推片用。

笔记

（2）临床上常自患者耳垂或指尖取血，本实验取上述感染疟原虫的小鼠尾尖血；剪断小鼠的尾尖，取血一滴（其量如绿豆大小）于洁净载玻片上。

（3）取推片，将其一端边缘接触血滴，两玻片呈45度角，待血液沿推片边缘向两侧展开后，自右向左迅速将血均匀推成薄膜，质量好的薄血膜形如舌状，血细胞分布均匀。

（4）当血膜自然晾干后染色镜检。如不能及时染色，薄血膜可用甲醇固定，置于干燥器内，于阴凉处保存。一年后仍可保持良好的着色性能。

（5）注意事项：①制作血涂片的载玻片要求表面光滑，清洁无油，最好是经1%～2%盐酸乙醇溶液浸泡脱脂处理，当玻片上有油质，则血膜呈蜂窝状；②推片时，如两个玻片夹角过小，则血膜过薄，夹角太大则血膜过厚，用力要均匀，不要停顿，否则血膜会出现断裂；③推好的血膜，可用风吹干或待其自然干燥，切勿用火烤或太阳晒。血膜未干时，要平放以免血膜倾向一侧，造成血膜厚薄不均，同时要防灰尘和防止蝇蚊舔食。

2. 厚薄血膜涂片法

（1）取一洁净载玻片，将其分为6等份，右侧第一、二格为粘贴标签或编号处，厚血膜涂在第3格中央，第4～6格中部为薄血膜的位置（图3－1）。

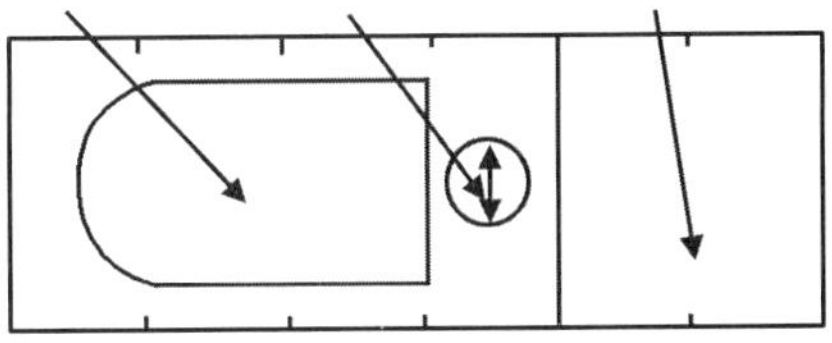

图3－1　标准血膜的位置

（2）在玻片右侧约第三格处取血2～3滴，用另一玻片角将血滴由里向外顺一个方向旋转，使其摊开成直径1cm大小的厚薄均匀的厚血膜，厚薄血膜之间应用蜡笔划线分开，以免厚血膜溶血时影响薄血膜，或用甲醇固定薄血膜时影响厚血膜。待厚血膜自然晾干后染色镜检。

（3）载玻片的右侧第一、二格标签处，标注上患者的编号、姓名和年月日等。

3. 离心沉淀浓集涂片法

本法是利用疟原虫寄生的红细胞比重较轻的原理而设计。该方法与薄血涂片镜检法相比较，其阳性率提高近10倍；而与厚血涂片镜检法相比较，疟原虫形态不会发生变化。

（1）取静脉血0.5～1.0ml，加入含有抗凝剂的2%枸橼酸钠盐水溶液0.1ml，使抗凝剂和血液充分混匀。

（2）以每分钟1000～1500转离心5～10分钟，此时血液分3层，上层为透明的血清，下层为红细胞，两层交界处有一灰白带，为白细胞层，在红白两层交界处疟原虫最多。

（3）用吸管自此位置吸血，制成厚薄血膜，方法同上，然后固定染色镜检。

（三）标本染色前准备

薄血膜：当血膜自然干燥后，将甲醇滴加在薄血膜上，固定1～2分钟。

厚血膜：一般需经数小时后才能完全干透，未干的厚血膜在脱血红蛋白的过程中容易脱落。当厚血膜完全干透后，用纯净水或蒸馏水溶解血膜上的血红蛋白，晾干，待染。

（四）标本染色方法

目前临床常用的染色液有瑞氏（Wright stain）和姬氏染液（Giemsa stain）两种。这两种染液中的染剂都包含有亚甲蓝、伊红和由亚甲蓝氧化所成的天青，所以称多色性染剂。姬氏染液应用较广，它具有方便，染色效果稳定，便于长期保存的优点，而瑞氏染色时间短，不如姬氏

笔记

稳定，主要用于门诊实验室的快速诊断。

1. 姬氏染色法

（1）染液配制　取姬氏染剂粉1g，甲醇50ml，纯甘油50ml，将姬氏染粉置于干燥清洁研钵中，加少量甘油充分研磨（需30分钟以上），继续加甘油边加边磨，直至50ml甘油加完为止，倒入棕色瓶中。用少量甲醇冲洗钵中的甘油染粉，再倒入棕色瓶中，直到50ml甲醇用完为止，塞紧瓶盖，充分摇匀。1～3周后过滤，即为原液，备用。

（2）染色步骤　①将姬氏原液用pH6.8～7.2的缓冲液稀释，稀释比例大约是原液：缓冲液为1：15～1：20；②薄血膜先用甲醇固定数秒钟，再用滴管将配制好的姬氏染液滴加在已固定的血膜上，使其完全覆盖血膜，染色大约20～30分钟；对于厚血膜来说，待溶血后，再行染色；③用自来水轻轻将染液冲去，晾干后即可镜检。

2. 瑞氏染色法

（1）染液配制　取瑞氏染剂粉0.1～0.5g，甲醇97ml，纯甘油3ml，将瑞氏染粉和甘油一起在清洁研钵中充分研磨，然后加少量甲醇研磨后倒入棕色瓶中，剩余甲醇分次冲洗研钵，均倒入棕色瓶中，摇匀，24小时或1～2周后过滤待用。

（2）染色步骤　因染液中含较高浓度甲醇，故不必固定血膜，加瑞氏染液于厚薄血膜上，约半分钟至一分钟，对厚血膜来说，是固定作用。

加等量的蒸馏水（pH7.0），轻轻晃动玻片，使蒸馏水与染液混合均匀，静置约3～5分钟。

用自来水轻轻将染液冲去，晾干后即可镜检。

染色注意事项：①厚血片要充分干燥后再染色，否则血膜易脱落；②染色结束水洗时，千万不要先把玻片上的染液倒掉后再去冲洗，应该让清水流进染液，将染液杂质漂浮冲走，否则会有很多杂质沉在血膜上不易洗掉，而影响玻片标本的检出效果；③瑞氏染色时，随每批染剂配制的不同而异，气温对染色也有一定的影响，因此每批新染液在使用前都应试染几张，以求得适宜的染色时间；④如血膜染的偏碱性时，则红细胞染成紫蓝色，这时可将该血片放入生理盐水中校正数分钟；⑤在姬氏染色过程中如加一滴（经姬氏染剂染色15分钟后再加）瑞氏染液（与姬氏染液充分混匀），染色效果更佳。此法也适用于杜氏利什曼原虫前鞭毛体的染色检查。

3. 疟原虫的吖啶橙荧光染色法

吖啶橙是一种荧光色素，它通过渗透、吸附、化合等理化作用与寄生虫或组织细胞的不同结构成分相结合，成为带荧光结构的标本。这样的标本在一定波长的光源激发下，能呈现特殊的荧光。含DNA丰富的核呈现黄绿色荧光，含RNA丰富的胞浆则为橙红色荧光，从而提高了显微镜下标本的可见度。具体操作步骤如下。

（1）先用甲醇固定薄血膜，然后将血片浸入0.02%吖啶橙中7～8分钟。

（2）清水漂洗1～2分钟，再放入清水中浸泡1分钟。

（3）在血片上滴加1.6%氯化钙液分色0.5～1分钟，以疟原虫细胞质呈现鲜明的橙红色以及染色质粒呈现明亮的黄绿色为度。

本法具有简便、快速的优点，但其准确性易受疟原虫大小和原虫密度的影响。

4. 疟原虫计数法

评估疟原虫感染程度，一般采用以下三种方法。

（1）半定量计数法　在厚血膜上，粗略的计数每个视野下观察到的疟原虫的数量，该法简便，但是受血膜厚薄影响，只能定性，不宜做定量分析。

（2）白细胞疟原虫密度计数法　在厚血膜上，计数200个白细胞中的疟原虫数量（可分为有性体和无性体），如果原虫密度较低，可增加白细胞计数（500～1000个），公式如下。

疟原虫数/μl血 = 疟原虫数 × 白细胞数/μl血 ÷ 计数的白细胞数

（3）红细胞感染率计算法　顺着载玻片横轴观察薄血涂片，记录疟原虫数，公式如下。

红细胞原虫感染率（%）＝疟原虫数 ÷ 计数的红细胞数 × 100

三、疟原虫的免疫学检测

免疫学检测为病原学检查的主要辅助手段，具有敏感性和特异性高的优点。目前临床或实验室常用的方法有 ELISA、间接免疫荧光法、放射免疫试验、试纸条（dipstick）等。这里仅介绍酶联免疫吸附试验（enzyme－linked immunosorbent assay，ELISA）。

（一）实验材料

酶标鼠疟原虫抗体、鼠疟原虫抗体、待检小鼠血清、底物液（A 液，B 液）、温箱、酶标反应板、酶标仪。

（二）操作方法

双抗体夹心法的操作步骤如下。

（1）用鼠疟原虫抗体蛋白包被反应孔，4℃过夜。

（2）次日洗涤，每孔加满洗涤液，但不要溢出，放置 3 分钟后甩干，重复 3 次。

（3）加样，按图 3－2 所示加入各试剂，每孔 100μl。

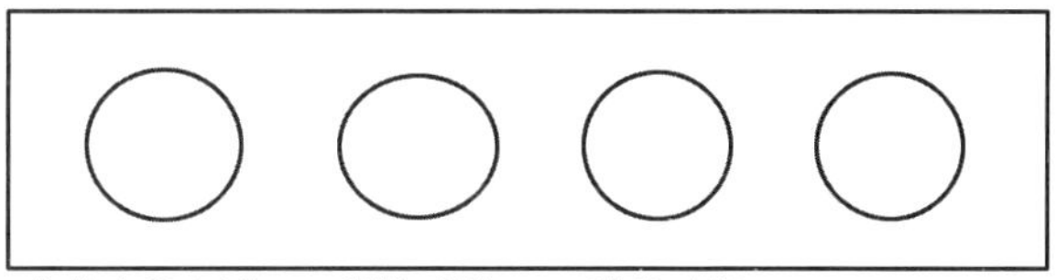

图 3－2　ELISA 加样示意图

（4）放入湿盒，37℃，30 分钟。

（5）洗涤，同上。

（6）各孔内加稀释的 HRP 标记的鼠疟原虫抗体蛋白 100μl，37℃，30 分钟。

（7）洗涤，同上。

（8）加底物，先 A 液，后 B 液，各 1 滴，置于暗处，数分钟后观察各孔颜色变化。

（9）于各反应孔加入 2mol/L 硫酸 50μl 终止反应。

（10）于白色背景下，直接用肉眼观察结果。反应孔内颜色越深，阳性程度越强，阴性反应为无色或极浅，依据所呈颜色的深浅，以“＋、－”号表示。也可测 OD 值：在酶标仪上，于 492nm（若以 TMB 显色，则为 450nm）处，以空白对照孔调零后测各孔 OD 值，若大于规定的阴性对照 OD 值的 2.1 倍，即为阳性。

四、分子生物学检测

DNA 探针技术、PCR 技术及生物芯片技术等是常用的分子生物诊断技术，其敏感性高，特异性好，与形态学结合具有较高的诊断价值，在寄生虫病的诊断方面具有广泛的应用前景。这里介绍一下巢式 PCR 检测间日疟原虫的操作方法。

（一）实验材料

组织 DNA 提取试剂盒、r－Taq 聚合酶、PCR 仪、微量加样器、EP 管等。

（二）操作方法

1. 引物

见表 3－2 所示。

笔记

表 3-2 巢氏 PCR 检测间日疟原虫的引物及其扩增产物长度

反应轮次	引物	产物长度（bp）
第一轮（属特异性引物）	5′-CCTGTTGTTGCCTTAAACTTC-3′ 5′-TTAAAATTGTTGCAGTTAAAACG-3′	1200
第二轮（种特异性引物）间日疟原虫	5′-CGCTTCTAGCTTAATCCACATAACTGATAC-3′ 5′-ACTTCCAAGCCGAAGCAAAGAAAGTCTTA-3′	120

2. 巢氏 PCR 检测间日疟原虫的操作

（1）第一轮 PCR 反应体系

10 × Buffer	5μl
dNTP	4μl
PrimerF	1μl
PrimerR	1μl
r-Taq	0.5μl
模板	1.5μl
无 RNA 酶水	37μl
总体系	50μl

（2）PCR 反应程序

94℃	3 分钟	1Cycle
94℃	30 秒钟	34Cycles
58℃	30 秒钟	
72℃	1 分钟	
72℃	5 分钟	1Cycle

（3）第二轮 PCR 反应条件　50μl 反应体积同上，1.5μl 来自第一轮反应的 DNA 模板。

94℃	3 分钟	1Cycle
94℃	30 秒钟	34Cycles
58℃	30 秒钟	
72℃	1 分钟	
72℃	5 分钟	1Cycle

（4）电泳检测及结果判断　第二轮 PCR 产物应用 1.5% 的琼脂糖凝胶进行电泳分析，扩增条带是 120 bp。

五、实验报告

记录实验操作步骤，做出结果分析和总结。

（崔　昱　秦元华）

实验四　肠道原虫的综合性实验

肠道原虫的综合性实验选择隐孢子虫作为研究目标，全面介绍其动物模型的建立、病原学检查、免疫学检测、核酸检测及病理变化特点；同时就标本的采集、运输及保存加以描述。

笔记

一、隐孢子虫病动物模型的建立

（一）实验目的与要求

1. 掌握诊断隐孢子虫病的病原学检查法、免疫学检测法和核酸实验诊断法的基本操作及结果判断。

2. 熟悉隐孢子虫感染后肠壁组织病理变化特点。

3. 熟悉隐孢子虫实验动物感染模型的制备和观察。

4. 了解机会性致病寄生虫感染发生的条件、方法和特点。

（二）主要仪器设备及试剂

1. 主要仪器和设备

解剖动物的手术器械、光学显微镜、荧光显微镜、石蜡切片机、酶标仪、可调移液器和离心机等。

2. 实验试剂

地塞米松注射液、葡萄糖、金胺、高锰酸钾、碱性复红、石炭酸、酒精、纯硫酸、孔雀绿原液、蒸馏水、间接荧光抗体检测试剂盒和双抗夹心－ELISA 检测试剂盒等。

（三）实验内容

（1）选用 SPF－KM 小鼠或一级实验 KM 小鼠，体重 30～35g，单一性别或雌雄各半，并且连续 3 天粪检均无隐孢子虫卵囊排出者，分笼饲养。

（2）造模方法：在小鼠的饮水中加入地塞米松（11.25mg/L）及葡萄糖（50g/L），连续饲药 1～2 周。

（3）每天收集饲药小鼠粪便，涂片，采用金胺－酚染色法或改良抗酸染色检测卵囊，8～15 天后开始出现卵囊，标志造模成功。

（4）每日观察并记录造模前后小鼠的一般状态，活动、清洁度、毛色、摄食、体重和大便等方面变化情况。

二、隐孢子虫病病原学和免疫学检测

（一）病原学检查

1. 金胺－酚染色法

新鲜粪便或经福尔马林固定后的标本，均可使用此法。标本离心沉淀后取沉渣，于载玻片上涂成粪膜，晾干后染色。可采用蔗糖漂浮法和甲醛－醋酸乙酯沉淀法进行浓集，一般腹泻粪便不需要浓集法。

（1）染液配制　1g/L 金胺－酚染色液（A 液）：金胺 0.1g，石炭酸 5.0g，蒸馏水 100ml；3% 盐酸乙醇（B 液）：盐酸 3ml，95% 乙醇 100ml；5g/L 高锰酸钾液（C 液）：高锰酸钾 0.5g，蒸馏水 100ml 。

（2）染色步骤　首先将粪便均匀涂抹于洁净载玻片上，待涂片晾干，滴加 A 液，10 分钟后倾去并水洗；滴加 B 液，1 分钟后倾去并水洗；滴加 C 液，1 分钟倾去并水洗；晾干后置荧光显微镜下观察。

荧光显微镜低倍镜下，呈现乳白或绿色荧光的圆形小亮点为卵囊；高倍镜下，多数卵囊呈环状，周围深染，中央着色浅。

2. 改良抗酸染色法

（1）染液配制　石炭酸复红液（A 液）：碱性复红 4g，95% 乙醇 20ml，石炭酸 8ml，蒸馏

笔记

水 100ml；10% 硫酸溶液（B 液）：纯硫酸 10ml，蒸馏水 90ml；20g/L 孔雀绿液（C 液）：20g/L 孔雀绿原液 1ml，蒸馏水 10ml。

（2）染色步骤　如上粪膜涂片经加热固定 10 分钟，滴加 A 液，加热标本片但保持染液湿润，染色 9 分钟后水洗；滴加 B 液分色，0.5 分钟后水洗；滴加 C 液作用 1 分钟后水洗；待干后，置显微镜下观察。

油镜下观察，染色后，隐孢子虫卵囊为玫瑰红色，椭圆形或圆形，卵囊内子孢子也被染成玫瑰红色，呈月牙形，结构清晰，共 4 个，排列不规则。粪便标本中存在的天然红色抗酸颗粒，容易混淆，注意鉴别。其形态与卵囊极为相似，但大小不等，染色均匀不发亮。

3. 金胺酚 - 改良抗酸染色法

为避免金胺 - 酚染色后非特异性颗粒的混淆，采用此法，先使用金胺酚染色法，然后再采用改良抗酸染色法复染。复染时，卵囊颜色为玫瑰红色。但非特异性抗酸颗粒被染成蓝黑色，易于鉴别。

（二）免疫学检测

目前已有多个不同分子质量的抗原都有望用于免疫诊断，免疫学检测方法可以采用相对应的单克隆抗体检获目标抗原，经典的免疫学检测方法如下。

1. 间接荧光抗体法

（1）样本的制备　将已配制的 Sheater's 蔗糖溶液（500 g 蔗糖溶于 320ml 蒸馏水中）用蒸馏水作 1:2 和 1:4 稀释。在 50ml 玻璃离心管中依次加入 1:2 蔗糖稀释溶液、1:4 蔗糖稀释溶液和脱脂粪悬液，每分钟 2000 转离心 10 分钟；吸取 1:2 与 1:4 蔗糖稀释液界面处的卵囊带，用 4 倍体积蒸馏水稀释，每分钟 3000 转离心 10 分钟，弃上清。用生理盐水洗 3 次，制成卵囊液备用。

（2）操作步骤　①吸取经上述方法已制备好的卵囊液，滴于干净的载玻片上，晾干，蜡笔在样品周围画圈隔离，火焰固定；②滴加抗小鼠隐孢子虫卵囊单克隆抗体约 25μl 于载玻片的样品上，置湿盒 37℃ 孵育 30 分钟；③用 pH7.4 的 0.01mol/L PBS 缓冲液冲洗，再置同样 PBS 液中浸泡 5 分钟，不时摇动，如此 2 遍，然后取出吹干；④在抗原位点滴加按说明要求稀释的异硫氰酸荧光素标记的羊抗鼠抗体于样品上，使其完全覆盖抗原膜上，置湿盒 37℃ 孵育 30 分钟；⑤用 PBS 如上法洗涤，磷酸甘油缓冲液封片，400 倍荧光显微镜下观察。

观察注意事项：在低倍或高倍镜下进行检查，阳性结果为卵囊周围黄绿色清晰荧光发光体，可根据荧光亮度及卵囊形态轮廓的清晰度把反应强度按 5 级区别（+++，++，+，±，-）。+以上的荧光强度为阳性。

2. 双抗夹心 - ELISA 检测法

采用检测试剂盒，操作步骤如下。

（1）取离心沉淀收集的阳性小鼠粪便约 2g，加入含 0.1% 吐温 - 20 及 2mmol/L EDTA 的 PBS 5ml，碾碎后过滤备用。

（2）鼠隐孢子虫特异性单克隆抗体稀释后，包被反应板 4℃ 过夜，形成固相抗体；次日取出，用 PBS - 吐温洗涤 3 次，洗涤除去未结合的抗体和杂质，加 3% BSA 封闭 30 分钟。

（3）在反应体系中加入备用的粪便样本，形成固相抗原抗体复合物，40℃ 反应一定时间。

（4）PBS - 吐温洗涤 3 次，除去其他未结合物质，加入适当浓度的单克隆抗体酶结合物，形成固相抗体 - 待测抗原 - 酶标抗体夹心复合物，反应一定时间。

（5）再如上法洗涤，加入底物液，显色，再用 2mol/L H_2SO_4 终止反应。

（6）结果判断：用 ELISA 酶标检测仪测定，读取 492nm 波长的 OD 值。

笔记

三、隐孢子虫病肠壁组织病理学观察

1. 取材

取粪检阳性的小鼠，断颈处死小鼠，取盲肠以上约3cm的回肠组织。

2. 固定与石蜡包埋

将所取回肠组织置于10%中性福尔马林中固定，然后置于熔化的石蜡中包埋。

3. 切片

包埋好的蜡块用刀片修成规整的方形或长方形，然后于切片机上切片，切片厚度一般为4～7μm，将展平的蜡片粘附于防脱载玻片上。

4. 石蜡切片脱蜡与水化

二甲苯（Ⅰ）5分钟→二甲苯（Ⅱ）5分钟→100%乙醇2分钟→95%的乙醇1分钟→80%乙醇1分钟→75%乙醇1分钟→蒸馏水洗2分钟。

5. 去除内源性酶

用0.3% H_2O_2－甲醇液作用15分钟。水洗、PBS洗，吹干。

6. 封闭

10%牛血清白蛋白温育切片15分钟。

7. 结合

加适当稀释的酶标抗体，湿盒内37℃反应30分钟或4℃过夜，PBS清洗。

8. 显色

加底物显色（如DAB/H_2O_2呈棕色）。

9. 复染细胞核（可省略）

苏木素染色5分钟，自来水冲洗→盐酸乙醇分化30秒钟（提插数下）→自来水浸泡15分钟或温水（约50℃）5分钟→置伊红液2分钟。

10. 光镜下观察

正常小鼠肠壁组织：小肠上皮细胞清晰，绒毛及腺体完整且细胞排列整齐。

隐孢子虫病鼠肠壁组织：小肠黏膜上皮细胞低平，有缺损样改变；小肠绒毛萎缩、融合或消失；黏膜组织及腺体内见有许多坏死灶，并在坏死病灶周围见有大量炎性细胞和淋巴细胞浸润。

四、隐孢子虫核酸检测

（一）实验目的与要求

1. 目的

PCR是分子生物学的一项基本技术，具有高度特异性和灵敏性的特点，在临床上应用于隐孢子虫的检测正在逐渐推广，通过本实验能使同学们了解并掌握运用PCR技术检测隐孢子虫。

2. 要求

（1）掌握隐孢子虫DNA模版的制备。

（2）掌握并熟悉PCR基本步骤。

（3）了解PCR技术的临床用途及优缺点。

（二）主要仪器设备及试剂

阳性鼠粪便、基因特异性引物、PCR扩增相关试剂等。

（三）实验内容

1. 模板制备

将纯化后的卵囊置于液氮2分钟、94℃ 2分钟，反复冻融3次以破坏卵囊壁。于上述冻融

笔记

和加热处理的破壁卵囊中加5% Chelex－100溶液500μl，振荡混匀；置56℃孵育30分钟，震荡15～30秒钟；置100℃ 8分钟，震荡15～30秒钟，每分钟10 000转离心5分钟，取上清于－20℃保存作为模板。

2. 引物设计与合成

根据已知的隐孢子虫特定DNA片段序列，借助计算机分析，设计一对寡核苷酸引物，其序列如下。

上游引物：5′－GATGAGTGGTGCAAGG－3′

下游引物：5′－CCTTAGTAGGAGACATTC－3′

3. 聚合酶链反应

（1）在Eppendorf管中依次加入下列反应液：

上游引物和下游引物各0. 8μl（10 μmol/μl）；

小隐孢子虫模板1μl；

2×Tap PCR Master Mix（含染料）10μl；

用灭菌双蒸水加至总体积达20μl，再以石蜡油覆盖上层。

（2）94℃，先预变性5分钟，再按如下反应参数进行扩增：

94℃，45分钟；

50℃，1分钟；

72℃，1.5分钟，

共35个循环，最后72℃延伸10分钟。

（3）取2μl产物加1μl溴酚蓝于2%琼脂糖凝胶中电泳分离，并设marker对照。

（4）80V电泳1小时，经溴化乙啶染色，在紫外光下观察并摄影。

（5）最后做出结果总结和分析。

五、实验报告

记录实验操作步骤，做出结果总结和分析。

（黄慧聪）

笔记

附　录

附录1　粪便标本的寄生虫检查

粪便检查是寄生虫病诊断中最常用、最重要的检查方法。有50多种蠕虫、20多种原虫以及某些节肢动物可随粪便排出人体，例如一些内脏寄生的肝吸虫、肝片吸虫，以及寄生肠系膜静脉的血吸虫，它们的虫卵最终随粪便排出人体，所以通过粪便能检查出的寄生虫种类很多，检查方法也是多种多样，是寄生虫病原学检查的重点部分，现将几种基本方法分述如下。

一、粪内寄生虫卵检查法

（一）生理盐水直接涂片法

该方法是粪便检查的常规检查方法，目的是检查粪便中的蠕虫卵、幼虫、原虫的包囊和滋养体等。为了不改变涂片的渗透压而损害活的病原体，所以都是用生理盐水作为粪便的稀释剂，使得与粪便粘附在一起的病原体，通过生理盐水的涂抹稀释作用，成为单个物体分散在涂片中，这样既不妨碍透光作用，又能暴露病原体的形态结构，便于我们在镜检中识别它们。

器材和药品：生物显微镜、载玻片、竹签或牙签和生理盐水等。

检查方法：在干净的载玻片上滴3大滴生理盐水，用竹签挑取米粒大小的粪便，在生理盐水中调匀涂开，涂膜长约4cm，宽约1.8cm。要求涂膜厚度适当，太厚则看不清虫卵容易漏检，太薄则涂材太少而影响虫卵检出率，其厚薄标准以置于报纸上能隐约看到字迹为合适。涂片上的粗颗粒应去除，斜放盖片，避免气泡出现和液体溢出，而且占据涂片的面积。要求每份标本涂片2~3张，采用阅读式顺序检查以防漏检。

方法的优缺点：优点是方法简便、快速，尤其适用于活的虫体检查；缺点是取材较少，标本中虫卵不多时难以检出，仅作为初步检查的一种手段。

（二）集卵法

采用集卵法的效果比直接涂片法检出率高，它取材量多，通过各种不同的方法使虫卵浓集而容易检出。其基本原理是利用虫卵的比重不同而使虫卵浓集。常用的集卵法有以下几种。

1. 沉淀集卵法

是传统的集卵方法，适用于多种蠕虫卵的检查，以及微小虫体的检查。

器材和药品：生物显微镜、尖底量杯或搪瓷杯、玻棒、吸管、载玻片和铜丝筛（40目）等。

检查方法：取粪便50g（约鸡蛋大小量）放入搪瓷杯中，加少量清水调匀成糊状，再加水调稀，然后倒入铜丝筛过滤于尖底量杯中，加水至距离量杯口2cm，再将铜丝筛底部浸入水中荡洗数次，静置20~30分钟后倒去上层液，留下沉淀再加水冲洗后，静置沉淀，重复2~3次，使上层液变清为止，最后取底部沉淀涂片镜检。

2. 尼龙筛集卵法

由于使用不同孔径的尼龙筛而使粪渣大量减少，其主要优点是节省了换水的时间，为进行

笔记

全粪量检查创造了有利的条件。

器材和药品：搪瓷杯、玻棒、120 目尼龙筛等。如做全粪检查尚需要 40 目铜丝筛或尼龙筛过滤；如检查华支睾吸虫卵，粪渣经 120 目过滤后再用 260 目尼龙筛过滤，这样华支睾吸虫卵可以通过 260 目的尼龙筛，而其他粗渣均被阻在筛中，从而减少大量粪渣，使虫卵容易检出。

检查方法：取 50g 或更多粪便加水调匀成糊状，再加水冲稀后过滤 120 目尼龙筛，然后再用 260 目尼龙筛过滤，较大蠕虫卵都在这 260 目尼龙筛中，只有小于 50μm 的虫卵可以滤过，尤其像华支睾吸虫卵等小型虫卵。也可将 120 目尼龙筛放在上层，260 目尼龙筛放在下层的双层套叠过滤筛，这样粪液可以一次完成过滤目的，最后将 260 目尼龙筛翻转用水冲洗筛底虫卵于容器中，稍加沉淀即可涂片镜检。

3. 离心沉淀法

器材：离心机、离心管、吸管、载玻片和显微镜等。

检查方法：将容器中的检查液倒入离心管中，必要时用少量水再将容器中沉淀洗一次，倒入离心管中，用天平平衡后离心沉淀，用每分钟 1500 转离心 5 ~ 10 分钟，倒去上层液，吸其底部沉淀镜检。

4. 漂浮集卵法

适用比重较轻的虫卵，因为比重轻的虫卵用沉淀集卵法，在换水时容易丢失，如钩虫卵、短膜壳绦虫卵等。

器材和试剂：漂浮管或青、链霉素瓶代用、竹签、载玻片、显微镜、饱和盐水（取 500 g 食盐溶于 1L 水中，煮沸后冷却即可使用）。

检查方法：先在漂浮管中加入 1/4 量的饱和盐水，用竹签取蚕豆大小的粪便放入调匀，再加入饱和盐水至漂浮管的 3/4 量，混匀后挑去浮面的粗渣，平置于搪瓷盘中，再轻轻加入饱和盐水使液面稍高出于管口，静置 20 分钟，取一干净（干燥无油脂）的玻片轻轻扣压液面，再垂直提起，轻轻翻转玻片镜检。

磷酸锌漂浮法为用 33% 硫酸锌液代替饱和盐水，效果更好。尚有硝酸钠漂浮法为硝酸钠溶于等量的水中，煮沸后冷却使用，其比重为 1.40 效果很好。

不同的比重与漂浮效果比较

饱和盐水比重	漂浮钩虫卵数目
1.180	52
1.190	58
1.200	83

5. 定量透明法

适用于粪便内各种虫卵的检查及计数。应用聚丙乙烯定量板，大小为 40mm × 30mm × 1.7mm，模孔为一长圆孔，大小为 8mm × 4mm，两端呈半圆形，所取粪样平均为 41.7mg。滤去粗渣的粪便填满模孔，刮去多余粪便。掀起定量板，将 1 张浸透甘油 - 孔雀绿溶液（甘油 100ml 加入 10ml 蒸馏水，再加 3% 孔雀绿水溶液 1ml）玻璃纸，其大小为 22mm × 30mm，覆盖于长形粪条上，轻轻压紧，置入温箱中 30 分钟，在 25℃ ~ 30℃孵育 1 ~ 2 小时，粪便透明后置镜下计数。将所得虫卵数 × 24，再乘上粪便系数，即为每克粪便虫卵数。

二、粪内原虫滋养体和包囊的检查

直接涂片法对检查粪便中的原虫滋养体和包囊是必不可少的，因为原虫滋养体在生理盐水涂片法可以观察到它的伪足、鞭毛、波动膜和纤毛等运动细胞器。而对包囊来讲，有些构造只有在新鲜涂片中看得清楚，如溶组织内阿米巴包囊的拟染色体、布氏嗜碘阿米巴包囊的糖原块等，所以检查原虫首先应做直接涂片。

检查原虫做直接涂片法时，应注意涂片要薄而均匀，涂片厚了原虫细小看不清楚，容易漏检。原虫中的鞭毛虫、纤毛虫由于活动较快在视野中容易被发现，而阿米巴原虫伪足伸缩活动不明显，难以观察，故需转换高倍镜头细心观察才能判断是否为阿米巴原虫。但要确定是哪一种阿米巴原虫，除了溶组织内阿米巴滋养体，因其伪足伸缩快做定向运动，体内有红细胞可以确定外，其他的许多种在生理盐水涂片中是较难鉴定的，因此需要采用铁苏木素染色法，然后加以鉴别。

检查原虫的包囊，应首先在低倍镜下看清它的大小、形状、折光强度，尤其是否有明显的囊壁构造，否则容易把其他物体如白细胞、人酵母菌和脂肪球，甚至小气泡误认为是包囊。当转换成高倍镜观察时，首先看包囊壁是否完整，然后观察包囊内的折光性有什么不同，如溶组织内阿米巴包囊的拟染色体呈短棒状，它的折光比包囊的细胞质强；又如布氏嗜碘阿米巴包囊的糖原块，它的折光也较强。从这些特点可以初步鉴别他们，而要确定是哪一种还需要用碘液染色，以便进一步看清它的核、糖原块的特点来做出判断，如果尚不能看清它们的构造特点，最后就需要制片做铁苏木素染色标本来确定。

（一）原虫包囊碘液染色法

要看清原虫包囊的核和糖原块形态，必须用碘液染色才能显示，碘液染色的方法是在直接涂片中看到有类似包囊的物体。为了进一步鉴别就滴上 1～2 滴碘液，让其在涂片中自然渗开，包囊即可着色。先用低倍镜寻找，然后转换高倍镜观察包囊内部构造。

卢戈（Lugol）碘液：碘化钾 6g 溶于 100ml 蒸馏水中，再加入碘 4g 待溶解后即可使用。

原虫包囊经碘液染色后，形态特征就比较明显，如溶组织内阿米巴包囊，在包囊内为 1～2 个核时，它的糖原块呈现中央色深周围色浅的边缘弥散状，核大明显可辨；但如果包囊内已发育为 3～4 个核时，则糖原块消失，核也细小难辨而难以鉴别了。又如布氏嗜碘阿米巴包囊，新鲜时囊内糖原块色深边缘清楚，占有囊内大部面积，所以特别明显可辩，但如果时间长了，囊内糖原块变小，甚至消失，再要鉴别它就困难了。这时就要进一步用铁苏素染色法来识别它们，以做出最后的鉴定。

（二）原虫滋养体和包囊的铁苏木素染色法

铁苏木素染色法（Iron－hematoxylin）是观察原虫滋养体或包囊的最佳染色方法，无论是临时鉴定还是永久保存，都是理想的方法。

器材：22mm×22mm 盖玻片、盖玻片染色皿、眼科小镊子、新毛笔。

染液：肖氏（Schaudinns）固定液或鲍氏（Bouin）固定液。

肖氏固定液配方：

饱和氯化汞水溶液	2 份
95% 酒精	1 份
每 100ml 中加冰醋酸	5ml

鲍氏固定液配方：

饱和苦味酸水溶液	75ml
甲醛	25ml
冰醋酸	5ml

碘酒精：1g 碘溶于 100 ml 70% 酒精中。

4% 和 2% 硫酸铵铁（铁凡）水溶液。

苏木素原液：苏木素 1g 溶于 10 ml 纯酒精中。使用时取 0.5ml 加入 100ml 蒸馏水中。

脱水用 50% 酒精、70% 酒精、90% 酒精、100% 酒精。

笔记

透明剂：二甲苯或冬青油。

封片剂：中性树胶或如拿大树胶。

染色操作方如下。

（1）用盖玻片或毛笔将粪便薄而均匀地涂刮在盖玻片上，迅速投入固定液中固定10分钟，包囊固定20～30分钟。

（2）倒出固定液，加入碘酒精作用30分钟。

（3）倒出碘酒精，加入70%酒精中间再更换一次直至碘色褪尽。

（4）置于流水中轻轻冲洗10分钟。

（5）加入4%铁凡液，滋养体作用15分钟，包囊作用30分钟。

（6）倒出铁凡液，用自来水过3次，即加满后倾倒重复3次。

（7）加入0.5%苏木素液，染色时间根据染液性能而定。

（8）倒去染液；用自来水洗数次。

（9）加入2%铁凡液褪色，边退边看，视着色深浅而定。

（10）倒出铁凡，在流水中轻轻冲洗20分钟。

（11）50%～100%酒精脱水，每种酒精中10分钟。

（12）二甲苯－纯酒精各半混合液或冬青油纯酒精混合液中10分钟。

（13）换入二甲苯或冬青油中5分钟。

（14）中性树胶或加拿大树胶封片。

备注：固定液、碘酒精、4%和2%铁凡液均可重复使用。

如果用鲍氏固定液，固定后用70%酒精浸泡至黄色褪净为止，然后进入操作步骤（4），以后的步骤和肖氏固定液方法相同。鲍氏固定液只适用于原虫的滋养体，固定的标本伪足突出明显，尤其对脆弱双核阿来巴滋养体，用鲍氏固定液使滋养体的双核构造比较明显，而用肖氏固定液往往会使双核构造显示不出来，从而无法鉴定。所以对滋养体来说，鲍氏固定液的效果较肖氏固定液好。

染色标本涂片如果是稀软便或液状便，可以直接涂抹。如果粪便较干，则应加水调稀后，再进行涂片。

阿米巴滋养体除了溶组织内阿米巴之外，其他的阿米巴滋养体包括结肠内阿米巴、布氏嗜碘阿米巴、脆弱双核阿米巴、微小内涎阿米巴和哈门氏阿米巴等，在新鲜的直接涂片中均难以确定，必需做铁苏木素染色检查。

（三）原虫的活体染色法

目的是通过染色原虫显示某些构造加以鉴别。

焦油兰伊红染色液：

甲液	焦油兰	0.20g
	氯化钠	0.55g
	枸橼酸钠	1.10g
	饱和氧化汞	0.10ml
	蒸馏水	100ml
乙液	水溶性伊红	1.0g
	蒸馏水	100ml

使用时甲、乙液等量混合，加1滴于涂片中，盖上盖玻片镜检，染色后背景为浅红色，阿米巴呈亮绿色，死虫呈浅红色，核清晰可辨。

活体染色法一般是针对溶组织内阿米巴滋养体应用，其他的阿米巴用活体染色法仍然难以做出鉴定，所以实际应用较少。

（四）检查原虫的注意事项

1. 采集标本的用具要求干净，使用的标本盒、瓶、管和盆等要求干净，不受污水、药物或水生原虫等杂质污染。

2. 粪便等留检标本，应留在便盆、痰盂内，而不要在潮湿的地面上或公共厕所中挑取材料，以防污染标本。

3. 原虫标本应新鲜材料，保温、及时送检，不要放置过久，原虫死亡难以鉴别。

4. 涂片取材应注意挑选粪便中的异常部分，如血液、脓液、黏液等。

三、血吸虫毛蚴孵化法

其原理、操作过程及注意事项详见综合性实验部分。

四、钩蚴培养法

这是一种简便的检查钩虫病方法，肉眼就能观察，但需要时间长，冬天需要保温，所以实际应用较少。

器材和药品：试管、试管架、滤纸或吸水性能好质地坚实的纸张、竹签、剪刀、滴管和温箱等。

操作方法：将纸剪成与试管内径稍宽，长度为试管 4/5 的纸条，用竹签挑取约黄豆大小的粪便，均匀地涂敷在纸条的上段 3/4 范围，下段 1/4 范围不涂粪便。将纸条插入试管中，上端与试管口相齐，用滴管将清水从没有纸条的一边沿管壁加入底部使水浸没空白纸条的一半，并使纸条贴紧管壁，然后插入试管架中，再放入 30℃ 温箱中孵育，3～5 天可观察试管下段之清水中有无钩虫幼虫活动。钩蚴一般都沉于管底，观察时将试管轻轻振荡，如果看到幼虫在水中做蛇状蠕动即为钩蚴。在培养过程中，要注意经常添水，以防幼虫因干燥而死亡。

五、粪便虫卵计数法

目的是检查感染度和为治疗效果提供数据。传统的方法有 Stoll 氏法和洪氏（式间）法。

器材和药品：改良的具有 56ml 和 60ml 刻度的大试管或三角烧瓶、0.2ml 吸管、18mm × 18mm 盖玻片、载玻片、显微镜，0.1mol/L 的氢氧化钠液。

操作方法：将 24 小时粪便称取重量，再用玻棒将粪便搅和混匀，在刻度瓶或管中加氢氧化钠至 56ml 刻度处，再用竹签挑取粪便加入至刻度 60ml 处，为了便于混匀粪便可再加入玻璃珠 20～30 粒，将瓶塞紧振荡使粪便和氢氧化钠液混匀，放置温箱或室温过夜，计数时将小瓶振摇充分混匀，迅速插入吸管至液体中层吸取 0.15ml，分成 5～6 滴于载玻片上，每块 2 滴再加上盖玻片，顺序镜检不使遗漏进行计数，将 0.15ml 中虫卵总数乘上 100 即为每克粪便虫卵数，再乘上 24 小时粪便总重量即为总虫卵数。若为钩虫则将总虫卵数除以钩虫每日产卵数再乘上 2，即为寄生的钩虫成虫数。

六、钩虫成虫计数法

目的为观察治疗效果。

器材和药品：20 目铜丝筛、15cm 培养皿、小镊子、搪瓷盆、玻棒和生理盐水。

操作方法：收集服药后 20 小时粪便或服泻药后的第一、二次粪便，用玻棒加水调匀，过滤于 20 目铜丝筛中，然后在流水中冲洗使粪质洗净，将铜丝筛翻转用水将粪渣冲入盆内，分批少量将沉渣倒入培养皿中，下面衬以黑底寻找成虫，发现虫体用镊子取入生理盐水中，最后

笔记

笔记

计数。

七、少见吸虫检查

主要是动物的寄生虫，人体有机会亦可感染的寄生虫如抱茎棘隙吸虫、横川氏吸虫、异形吸虫和猫后睾吸虫等。

（一）抱茎棘隙吸虫

在肠道内寄生，虫卵随粪便排出，虫卵小于姜片吸虫卵和肝片吸虫卵，而大于血吸虫卵，可做沉淀集卵法检查虫卵，也可用260目尼龙筛过滤。抱茎棘隙吸虫卵和血吸虫卵一样，不能滤过260目尼龙筛，收集筛中虫卵检查。

（二）横川氏吸虫、异形吸虫和猫后睾吸虫的检查

这些吸虫虫卵都小，形状和华支睾吸虫卵很相似，要有实际经验才能加以鉴别。由于这些吸虫的虫卵都可以通过260目尼龙筛，因此粪便检查时先用40目粪筛滤去粗渣，然后再用260目尼龙筛过滤，滤下液再用量杯沉淀，取沉淀物镜检效果较好。

寄生在肝脏和胆囊中的吸虫，如华支睾吸虫、肝片吸虫、巨肝吸虫、枝双腔吸虫和猫后睾吸虫等，如果粪便检查不易查到虫卵，有可能时做十二指肠引流，取十二指肠液离心沉淀检查效果较好。

八、非寄生虫性虫卵的鉴别

在检查粪便中寄生虫卵时，有可能被一些非人体寄生的虫卵混淆，大型的有粉螨的卵、块根植物的马氏异皮线虫卵，它们都有虫卵的构造，必须加以鉴别。

另外，在检查粪便中虫卵时，如果发现卵壳或内容物不完整时不要轻易报告，须要仔细鉴别，如华支睾吸虫卵、猫后睾吸虫卵，甚至鸡蛋或鸭蛋内的前殖吸虫卵，人吃了有虫卵的动物肝脏或这种有寄生虫的蛋类，有可能在人的粪便中出现它们的虫卵，由于蒸煮或肠道消化可能虫卵多不完整，因此遇到这类情况时我们要有这种概念性认识，以免造成误诊。

九、粪便中绦虫节片检查法

带绦虫病患者的粪便中经常有孕节的节片出现。为了要确定带绦虫病可以在粪便中寻找脱落下的单节节片，如节片混入粪便中不易寻找可采用淘洗法，即将粪便加水软化后放在铜丝筛中在水中荡洗，最后可使节片暴露出来。发现节片后可将其夹在两块载玻片中间，轻轻加压使之变薄，然后对光计算节片一侧之子宫分枝，如分枝在13以下且分枝不整齐为猪带绦虫，分枝在13分枝以上且分枝整齐为牛带绦虫孕节。

（邵 筱）

附录2　寄生虫标本采集、保存与鉴定

寄生虫标本采集、保存与鉴定，是寄生虫病诊治和寄生虫病防治过程中重要环节。临床中经常可遇到一些患者皮肤出现寄生虫引起的结节或包块、从深部组织手术活检到不常见的虫体、也可见患者自诉从肛门、尿道、生殖道排出或从口腔吐出虫体。如何判断是否为来自人体的虫体？进而确认它是何种寄生虫。寄生虫病爆发流行中，如何正确迅速地采集寄生虫标本，保存虫体成标本以快速鉴定，有利于进一步查明暴发的原因，为采取及时有效的防治措施和控制疫情蔓延提供科学的依据。寄生虫标本采集、保存与鉴定需要有扎实的寄生虫生物学知识、广博的低等动物学理论基础、正确的鉴定思路，选择恰当的方法去完成，是检验人员应熟悉的基本知识和方法。

笔记

一、寄生虫标本采集

采集标本前，应了解所采寄生虫的形态、生活史、寄生部位、生活习性及地理分布，才能保证寄生虫标本采集的顺利进行。体内寄生虫的寄生部位因虫种而异，可寄生于人体的肠道、腔道、淋巴管、血管、骨髓、肌肉、各种脏器等器官组织内。寄生于肠道和腔道的原虫滋养体或包囊、蠕虫虫卵、成虫，可由排泄物或分泌物中获取；大部分消化道内寄生虫则需用药物驱虫后收集；血液与骨髓内的寄生虫可通过抽血或骨髓穿刺收集；但寄生于肝、肺、脑等器官及组织肌肉中，则需通过活组织检查，或尸体解剖来收集标本；有些寄生虫，如为人畜共患，则主要通过解剖相关的动物获取。体外寄生虫的采集，要根据它们的出现季节，到其滋生地和栖息场所或自宿主身上收集。有的虫种在自然环境中难于找到，需通过人工饲养，在其生活史中的特定阶段来收集。

采集标本时的注意事项如下。

（1）做好详细记录　记录内容应包括标本名称、采集地点、日期（有的须注明时间）、标本来源、宿主的种类、寄生部位和采集人姓名等。对昆虫标本，应详细记录采集场所的情况等。

（2）保存标本的完整性　操作要细致，不可损坏标本的任何结构。如系昆虫标本，虫体的足、翅、体毛和鳞片等都应完整保存，因为这些部位的形态是昆虫分类的重要依据。故标本应力求完整，不能有残缺。

（3）防止感染　要了解各种寄生虫的感染阶段。在采集过程中，必须采取适当防护措施。解剖动物或尸检时，要戴上橡皮手套、口罩，穿好防护工作服，用毕的器具和实验台要消毒清洗，以免污染或传播；采集钉螺和解剖钉螺及接种动物时，应预防血吸虫尾蚴侵入皮肤；采集病媒昆虫时，应防止被叮刺，可涂抹驱避剂或穿防护工作服；如在啮齿动物身体上采取螨，蚤、蜱等标本时，要防止虫体播散侵袭工作人员。

二、寄生虫标本的保存

采集到的标本，须按标本的种类、大小、性质和制作的要求，尽快加以适当处理。如要进行人工饲养，应立即按所需条件妥善安排；如要制作标本，应先用生理盐水将虫体表面污物洗净，再分别固定。对染色标本，置生理盐水中的时间不宜过长（最好数分钟到半小时以内），以防因渗透压不同致虫体内部构造的损坏。如因故不能及时处理，须将标本放入冰箱内，但也不宜过久。总之，制作玻片标本的虫体或病理组织，最好尽快清洗、固定，置合适的保存液（或固定液）中保存。用于配制保存寄生虫标本的固定液有甲醛、乙醇、升汞、苦味酸、冰醋酸等。固定液有单纯固定液和复合固定液两种，单纯固定液配制简单，使用方便，复合固定液常用两种以上的试剂配制而成，能利用各试剂的优点以互补不足，如醋酸会使细胞膨胀，而乙醇和苦味酸会使细胞收缩，两者共同使用，可以使膨胀与收缩作用抵消。

三、寄生虫标本的鉴定

1. 基本原则

对一种来源于患者或他人提供的虫体，如果属于完整、较大的常见寄生虫，只需经一般形态学观察即可判断。但对于死亡的、残缺不全的小虫体，特别是病理切片中的虫体或个体很小

笔记

的原虫，则需要有更多的指标及查阅大量的资料来确认。因此对不能确认的虫体，则应弄清其来源，如从粪便、尿液、阴道分泌物或痰液中发现的虫体，则应排除自由生活虫体污染所致。一般而言，来源于人体的虫体，应同时伴有相应部位的症状或体征，如无临床表现，则需继续随访和调查。如果已确认这一虫体是来源于人体，一般可根据虫体结构（包括用多种方法对虫体的体表和体内多种结构识别）和来源部位，结合临床表现和临床化验结果（包括寄生虫免疫诊断检测指标）、流行病学调查（如生吃、生饮、外出何处等）等资料可获知这一虫体的大致类别。然后，详细观察虫体的形态结构，初步划分出哪一类（线虫、绦虫、吸虫、原虫、昆虫或其他）虫体，再根据已知的资料查阅文献和历史记录来验证自己的分析和判断，若结果不符合或无从获得验证资料，就得进一步使用电镜技术、免疫学方法和分子生物学技术来鉴定。必要时，可将所获结果和全部资料送交有关专家，或邀请有关专家进行鉴定，如疑为新的虫种，还需做流行病学调查。其目的，一是了解在人群中是否有感染流行；二是获取感染来源的虫体做动物实验，获取同样虫体再做观察，最好能完成该虫的生活史全过程，以便充分证明这一人体感染的新虫种。

2. 依据、基础和目的

虫体鉴定以形态学鉴定为依据，按生物学分类标准，确定虫种。因此，鉴定者必须熟练掌握寄生虫的生物学知识，只有这样才能避免“大海捞针”。例如如果所需鉴定的虫体是一条完整的蠕虫虫体，为线形或圆柱形，体表光滑，横切面为圆形，最外层为角皮层（无细胞结构），其内为皮下层含合胞体，常在两侧及背侧增厚，纵肌层和原体腔。原体腔内可见消化道及雌性或雄性生殖器官，具有这些特点则应归类为线虫，但线虫幼虫的原体腔内无发达的生殖器官。如果虫体为长带状，背腹扁平，身体分节，头端有多个吸盘或吸槽，切片后的横断面从外向内的各层组织为：体壁（含皮层和皮下层，后者有表层环肌和纵肌）较厚，向内为实质组织，再向内有内环肌并含雌、雄生殖器官，则所需鉴定虫体符合绦虫成虫的结构特点。如为吸虫，其虫体为背腹扁平，叶状或舌状，具口、腹吸盘，经切成横断面后，从外向内可见体被（合胞体结构，体表可有棘）、环肌、纵肌及实质组织，无体腔。在实质组织中两侧各有 1 个消化道管腔，中间有生殖器官，可初步判断为吸虫。为进一步作种属鉴定，可根据所获得的形态结构指标（包括大小、颜色）、虫体寄生部位和临床表现，查阅低等生物分类表检索表（一般可在低等动物分类学专著书籍中查阅获得）和有关资料，进行综合分析后，得出结论。

3. 临床中常见的虫体标本

临床上常见到的虫体鉴定标本多数属于人体排出的虫体、手术活检到的虫体或做病理切片观察到的虫体结构，常见到的线虫有：蛔虫幼虫及成虫、钩虫幼虫、蛲虫成虫、结膜吸吮线虫成虫等；常见到的绦虫有裂头蚴、猪囊虫和棘球蚴等；常见到的吸虫有：日本血吸虫、肺吸虫、肝吸虫、肝片形吸虫等；偶可见到的原虫有：利什曼原虫、溶组织内阿米巴、隐孢子虫、肉孢子虫、圆孢子虫、微孢子虫等；可见到的节肢动物有：蝇蛆、疥螨、蠕形螨等。

4. 鉴定方法

包括一般形态学观察鉴定法和特殊结构与分子水平检查鉴定法。

（1）一般形态学鉴定法　根据虫体大小，使用合适的工具，观察虫体形态特点做出鉴定。在虫体完整的条件下，用肉眼观察可辨认的有蛔虫、钩虫、鞭虫、蛲虫、姜片虫、带绦虫孕节、膜壳绦虫和 3 龄蝇蛆等；需经（镜下）放大后观察才可辨认的有蛔虫幼虫、横川吸虫、异形吸虫、棘隙吸虫、钩虫幼虫、2 龄蝇蛆、蠕形螨和粉螨（肠螨症者）等。但在虫体不够完整或结构不清或无法辨认的条件下，还需对虫体做透明（透明剂为含乳酸 1g、甘油 20ml、蒸馏水 10ml 的乳酸溶液）处理后，置载玻片上镜检。如需保存，可用 10% 甲醛或 70% 乙醇固定。观察的指标包括形状、大小（小型虫体需用测微器）、颜色、从外至内的细微结构特点等。

（2）特殊结构与分子水平鉴定法　主要包括组织切片观察横断面结构、扫描电镜观察体表或某一部位的构造特征、透射电镜观察包括原虫细胞器或虫体皮层结构、特异性免疫组化分析、染色体核型与显带分析、同工酶谱和蛋白质区带比较分析，DNA 重复序列酶切长度分析、种特异基因序列 PCR 扩增产物与 DNA 杂交分析法等。

（李凤铭）

附录 3　常用固定液及染色液的配制

将寄生虫成虫和各期幼虫制成玻片标本，是观察和鉴别寄生虫形态结构的重要方法。玻片标本制作过程一般要经过固定、染色、脱水透明与封片等步骤。

固定的目的是使虫体在短时间内迅速死亡并保持虫体原有的特征，使它的形态、结构和成分不至于损伤和改变；同时虫体内的物质如蛋白质、脂肪、糖等凝固成不溶性物质，防止腐烂和自溶并易于着色。为此，寄生虫标本采到后，应尽快地加以固定，然后按需要用适当保存方法予以处理，才能长久保存。因此，好的固定方法及质量好的固定剂是实现观察和鉴定的第一步。

固定方法分为物理法和化学法两种。

物理法是用加热、冰冻和干燥法固定标本，如用 50℃ ~60℃ 热水杀死蚊幼虫，使虫体伸展，以显示其自然姿态；在空气中晒干各种涂片，以干燥法固定和保存双翅目昆虫等。

化学法就是用乙醇、甲醛或者混合固定剂等化学药品配成溶液来固定标本，这种溶液叫作固定剂或固定液。固定时将标本浸于固定液内进行固定。

（一）常用固定液及配方

寄生虫标本制作中常用于配制固定液的分为还原剂和氧化剂两大类：还原剂有甲醛、乙醇、甲醇等；氧化剂有重铬酸钾、苦味酸等。固定液分为单纯固定液与复合固定液两种。单纯固定液虽然配制简便，但往往固定效果不佳。复合固定液由两种以上的药品配合而成。可以利用各种药品的优点，以互补不足。例如醋酸会使细胞膨胀，而乙醇与苦味酸反使细胞收缩，两者混合使用，收缩和膨胀的作用恰可抵消。应用固定剂可根据材料的性质和标本制作的目的选择合适的固定剂。

1. 单纯固定液

（1）甲醛（Formaldehyde）　在常温下是一种无色气体，其 35% ~40% 水溶液称为福尔马林（Formalin）。通常的福尔马林易挥发并有强烈的刺激性气味，呈酸性，加入适量碳酸镁或碳酸钙中和以后，就呈中性。福尔马林具有强大的杀菌力，能保存大块组织和大型虫体而不至于腐烂；其渗透力较强，固定组织均匀，且组织收缩小，有硬化标本的性能；尤其对脂肪和神经的固定效果好。缺点是用福尔马林液浸渍时间过久的标本，甲醛分解为甲酸，酸性增强而影响细胞核的碱性染色。因此，若为用作染色用的标本，则于固定后必须再用流水冲洗，然后换置于 70% 酒精中保存。

用福尔马林液固定和保存标本时，常用的浓度为 5% ~10%。配制时按本液浓度（40% 甲醛）为百分之百计算，如配 10% 福尔马林，即以 10ml 福尔马林液加 90ml 水即可，5ml 福尔马林加 95ml 水即得 5% 福尔马林，其余类推。配制时可用自来水或生理盐水。小型的标本用此液固定时间一般数小时即可固定好，大型虫体和大组织块则需要 1 ~2 天。

（2）乙醇（Ethanol）　通称为酒精，为无色液体，具有固定、保存和硬化标本的性能，渗

笔记

笔记

透力强。它是一种还原剂，很容易被氧化为乙醛，其主要缺点在于吸收水分，且高浓度的乙醇能使标本收缩变硬，因而较难渗入到组织深部，所以不宜固定大块组织。酒精除了固定和保存虫体以外，还在制片过程中用来脱水。固定虫体一般用70% ~100%酒精浓度，固定时间为24小时，固定完毕保存于70%酒精内。因为酒精可逐渐氧化为醋酸，经酒精保存的标本每两年需更换一次，若在酒精中加入5%或等量的甘油，则可永久保存标本。

（3）甲醇（Methanol） 甲醇又名木醇，是一种无色的液体、易燃、有毒。其固定性能与乙醇同，主要用以固定血液涂片标本，固定时间为1 ~3分钟。固定后不必水洗即可染色。

（4）升汞（Mercuric chloride） 又称氯化汞，为白色粉末状或结晶。升汞剧毒，有腐蚀性，使用时应特别注意，勿与金属器械接触，以免与金属发生化学反应而影响标本。升汞对蛋白质具有极大的沉淀性能，渗透力强，能充分地固定细胞核和细胞质，并可增加对酸性染料的亲和力，使标本易被卡红、苏木精所染色。升汞能使虫体组织收缩，故常与冰醋酸混合使用。常用的浓度为饱和（7% ~8%）或近饱和（5%）水溶液。标本经过升汞剂固定以后，内部产生一种沉淀，必须用0.5%碘酒（70%酒精加碘液至黄色为度）浸泡，使其变成碘化汞再保存于70%酒精中，以除去其沉淀。饱和升汞水溶液固定时间一般为1.5 ~6小时。固定毕保存于70%酒精中。

（5）苦味酸（Picric acid） 苦味酸是一种有毒的黄色结晶体，无臭、味苦，干粉受热易燃烧和爆炸。为安全起见，最好预先配成饱和水溶液备用。其溶解度因水温而不同，冷水的溶解度约为0.9% ~1.2%，常与甲醛、醋酸等混合使用。苦味酸能沉淀蛋白质，但不可固定碳水化合物。此液对标本有收缩的缺点，但不至于过度硬化；且不可固定过久，否则会影响苏木素等碱性染料的染色。标本固定后须70%酒精冲洗，冲洗时酒精内若加少许碳酸锂（Lithium carbonate），则苦味酸黄色更易洗除。

（6）冰醋酸（Glacial acetic acid） 冰醋酸为一种具有强烈酸味的无色液体，其浓度达99.5%以上，当温度降至16.7℃以下时，会凝成冰状固体，在冬季使用时则须加温溶解。它的渗透力强，用于固定标本的浓度为0.3% ~5%，能沉淀核蛋白，对染色质的固定效果良好，一般固定的时间为1小时，但对组织有膨胀作用，一般不单独使用，而常与容易引起标本收缩的固定液如乙醇、福尔马林、升汞等混合使用。

2. 复合固定液

（1）鲍氏（Bouin）固定液

饱和苦味酸溶液	75ml
福尔马林	25ml
冰醋酸	5ml

固定时间12 ~24小时，小型的虫体固定数小时（4 ~16小时）即可。固定后，用70%酒精洗涤10余小时，直至黄色脱除为止。若加碳酸锂少许，可提高冲洗效能而缩短时间。本剂临用时配制，不宜久藏。

（2）劳氏（Looss）固定液

饱和升汞水溶液	100ml
醋酸	2ml

因其渗透性较弱，本剂适用于固定小型吸虫，临用时配制。固定时间为数小时，固定后更换于加碘液的70%酒精，去除沉淀，然后保存于70%酒精内。

（3）肖氏（Schaudinn）固定液

饱和升汞水溶液	66ml
95%酒精	33ml

每100ml混合液中加入冰醋酸5 ~10ml。

冰醋酸宜于临用前加入，本剂适于固定肠内原虫，如阿米巴和鞭毛虫，固定时间为10～60分钟，固定毕用50%酒精或70%酒精换洗，再用碘酒或碘液除去升汞沉淀。

（4）布氏（Bless）固定液

70%酒精	90ml
福尔马林	7ml
冰醋酸	3ml

冰醋酸宜于临用前加入，此液渗透力强，为昆虫幼虫的良好固定剂，亦可固定小型吸虫或绦虫，效果较好。固定时间为3～12小时，固定后用卡红或苏木素类染料染色效果均好。

（5）聚乙烯醇（polyvinyl alcohol，PVA）固定液

氯化汞	4.5g
95%酒精	31ml
冰醋酸	5ml
甘油	1.5ml
聚乙烯醇	5.0g
蒸馏水	62.5ml

氯化汞溶解于乙醇后，缓慢加入冰醋酸制成改良Schaudinn固定液。PVA固定液有商品试剂，亦可由后三样配制获得PVA混合物，加入改良Schaudinn固定液，震荡混合，充分溶解直至溶液清亮。PVA固定液应保存在有玻璃塞的瓶中。

3. 固定后的处理

固定标本必须注意防止虫体变形。当活跃的虫体与固定液接触后，虫体往往收缩变形，失去原有的姿态，给封制玻片标本造成困难。因此对这类标本应该采用加热的固定液处理，待虫体肌肉松弛而伸展后再行固定。标本必须趁新鲜固定。此外，固定液必须适量，固定液与标本体积之比应为15∶1左右。固定时间要根据虫体的大小、厚薄、固定液种类和当时室温高低来决定。

（二）常用染剂及配方

为了使虫体各部结构清晰显出，可用染料将标本染色，使虫体组织和细胞的不同部分染成深浅不同的颜色，产生不同的折光率，以便观察整个虫体的形态和内部结构，达到鉴别虫种的目的。

染色的作用原理包括物理性作用与化学性作用两方面。物理作用主要是吸收和吸附作用，即组织吸收或吸附染液的色素粒子并与之牢固结合。例如用墨汁或其他颜料注射于绦虫妊娠节片的子宫内，使子宫侧支显示清楚。化学作用是因为虫体组织或细胞内，有酸性物质也有碱性物质，染料亦有酸性和碱性之别。组织或细胞中酸性部分的阴离子，能与碱性染料中的阳离子结合而着色，反之亦然。因此各种组织、细胞的化学结构不同，各种染料的化学结构式也不同，较复杂，所以着色作用不一样。由于细胞和组织的各个不同部分对染色剂的反应不同，一种染色剂能使虫体某一部分着色，往往不会使另一部分也同时着色，这样各个不同的部分也就能清楚的显示出来。

染液是以染料和某些化学药品配制而成，染料必须溶解于溶剂内成为溶液才能染色，这种溶液称为染液或染色剂。染制寄生虫标本常用的染料和染液及其配制方法介绍如下。

1. 卡红（胭脂红Carmine）

是由一种昆虫胭脂虫雌虫中提炼出来的粉末状染料，用明矾除去其杂质获得。单纯卡红难以溶解及染色，应溶解于酸性或碱性溶液中，对细胞核染色较好。用卡红粉配制成为盐酸卡红

染液和明矾卡红染液为染制蠕虫整体标本最常用的染色剂，其配方如下。

（1）盐酸卡红染液

卡红粉	4g	盐酸（HCl）	2ml
蒸馏水	15ml	85%酒精	95ml

先溶解卡红粉于盐酸蒸馏水中，边煮边用玻璃棒搅拌，直至煮沸，再加入酒精加热至80℃左右为止，冷却过滤，加氨水数滴以中和之。

因此染液染色过深时可用稀盐酸酒精（含有0.5%～2%盐酸的70%酒精）分色。

（2）明矾卡红（Alum carmine）染液

卡红粉	1g
钾明矾	4g
蒸馏水	100ml

将上述成分置烧杯中煮沸30分钟，冷后过滤，加石炭酸数滴或福尔马林1ml防腐。此液染色简易方便，但因染色力较弱，不适于染大型标本。

分色用2%钾明矾水溶液。

2. 苏木素（苏木精 Haematoxylin）

苏木素是由产于南美洲的一种植物苏木中提炼出来的浅黄色或浅褐色的细粒结晶体，对细胞核和染色质有很强的染色作用，是肠内原虫和小型蠕虫和幼虫常用的染料。

在配制染液时，通常先将其溶解于酒精后，再加入其他成分。配制的苏木素染液必须经过氧化成为苏木红后才起染色作用。故将染液配好后暴晒于日光下，或放在37℃温箱中使其自然氧化，时间越长，氧化越成熟，染色力越强；也可在染液中加氧化剂，如过氧化氢等，使其快速氧化，但这样的快速氧化需要随配随用。因此，这类染液应预先配制使其自然氧化成熟后应用。染液中必须加入媒染剂如钾明矾、铁明矾或用媒染剂媒染后才易着色。如苏木红的色素根与媒染剂中的铁离子化合所形成的黑色或深蓝色沉淀色素，故两者不能配成久存的染液。常用的染液有以下几种。

（1）戴氏苏木素（Delafield haematoxylin）染液

苏木素结晶	4g
95%酒精	10ml
饱和铵明矾水溶液	100ml
甘油	25ml
甲醇	25ml

先将苏木素结晶溶解于酒精中，然后将饱和铵明矾水溶液滴入混合。混合液晒于日光下或置温箱中，经过2～4周后过滤，加以甘油和甲醇，再静置数日后过滤，放置约2个月，直至液体成熟而呈暗红色时方可使用。临用时以此原液加蒸馏水稀释至10～20倍。

（2）哈氏（Harris）苏木素染液

苏木素	1g
无水酒精	10ml
铵（或钾）明矾	20g
蒸馏水	200ml
氧化汞	0.5g

先将苏木素溶解于无水酒精中，另将钾明矾在蒸馏水中加温溶解。待钾明矾全部溶解，再将苏木素酒精溶液滴入正在煮沸的铵明矾溶液，混合后煮沸3～5分钟，再加氧化汞。此时液

体变为深紫色，即将烧瓶放于流动冷水中，使液体快速冷却，然后过滤。使用前再加入冰醋酸4ml，可增强其核染色力。

笔记

3. 伊红（Eosin）染液

伊红	2g
蒸馏水	100ml
冰醋酸	1～2 滴

伊红染液为应用极广的细胞染液，其0.1%～0.5%酒精（95%）溶液常与苏木素配合，进行复染；在检查肠原虫时，常与碘液配合作对比染色。冰醋酸为促染剂。

4. 快绿（Fast green）染液

快绿粉	0.2g
95%酒精	100ml

本染液适用于小型吸虫标本的复染。先经卡红染液染色后，经脱水至95%酒精时加入此液数滴进行复染。1分钟后，立即进行脱水透明。

5. 中性红（Neutralred）

中性红为红色粉末状，微带碱性，是胞核的活体染料，渗透力强，无毒。通常配成0.01%～1%水溶液用于原虫与蠕虫幼虫等标本的染色。

6. 甲酚紫（Cresly violet）

又名焦油紫，0.1%甲酚紫水溶液适用于活体染色标本。染色时，将活标本置于载玻片上，加本剂1～2滴，待虫体呈红色后，再加盖玻片置显微镜下观察。

7. 碱性复红（Basic fuchsin）

为碱性染料，红色粉末状，对胞核着色力强。在昆虫标本制作中通常配成石炭酸复红染液作几丁质染色之用。

染色方法有两种：一种是活体染色法，是临时观察虫体生活时的形态构造之用，比较清晰方便，但标本不能长久保存。其染液均为水液。染色方法比较简单方便，即将活体染色剂滴于载玻片上，将欲检查的虫体置于染液中，待虫体受染后，覆上盖玻片置显微镜下观察即可。二是死体染色法，是虫体经过固定后染制的，染液有水溶液与酒精溶液。染色方法根据染色剂分为单染和复染两种。单染是只用一种染液进行染色，如盐酸卡红染液染色。复染是用两种以上的染液进行染色，如苏木素与伊红、卡红与快绿染液染色。

染色的原则是若用水溶性染液染色时，则将保存于70%酒精中的标本移置于水中后再浸入染液中染色，染色后亦用水冲洗。若用酒精配制的染液时，则直接由70%酒精中取出进行染色，染后亦用70%酒精冲洗。染色时间依标本种类和染液性质的不同而有长短的区别；一般是水溶性的染液染色时间需要长些，酒精配制的染液染色时间短些；大而厚的虫体染色时间长些，小而薄的虫体短些。此外，温度对着色时间的长短亦有影响，温度高着色较快，温度低则着色慢些。寄生虫标本由于多是整个虫体制成，远较组织切片为厚，故为了使虫体内部构造充分着色，而虫体体壁的着色又不致影响内部结构的清晰度，故在一般情况下的染色偏深，然后再用分色剂处理之，则虫体深部和浅表组织着色都较适度，染色效果较为满意。

（黄慧聪）

笔记

附录4 临床实验室粪便、血液、尿液、痰液样本收集、保存的原则及规程

一、粪便标本的收集、保存的原则及规程

收集粪便标本的方法因检查目的不同而有差别，如一般检验留取指头大小（约5g）新鲜粪便即可，放入干燥、清洁、无吸水性的有盖容器内送检，标本容器最好用内层涂脂的硬纸盒，便于检查后焚毁。血吸虫毛蚴孵化则留新鲜粪便不少于30g。勿混入尿液、消毒剂及其他化学药品，并立即送检。

检查蛲虫卵首选透明胶纸法，在清晨排便前或洗浴前由肛门四周粘取标本，也可用棉拭子拭取，但均须立即镜检。

检查阿米巴滋养体，应于排便后迅速送检，立即检查。冬季需采取保温措施。

一般检验不应采取尿壶或便盆中的粪便标本。若标本中混入尿液，可使脆弱的原虫致死。粪便标本中也不可混入植物、泥土和污水等杂质，因腐生性原虫、真菌孢子、植物种子和花粉易混淆实验结果。

粪便标本应选择其中脓血便等病理成分检查，若无病理成分，可多部位取材。采取标本后，应在1小时内完成检查，否则可因pH及消化酶等因素影响而使粪便中病原细胞成分破坏分解。

检查寄生虫体及虫卵计数，可用清洁、无尿污染的便盆收集24小时粪便送验。

检验后粪便标本的处理：如盛器为纸类物质，检验完毕后应用火焚毁；如盛器为瓷器、玻璃等器皿，应浸入5%早酚皂溶液中24小时，或0.1%过氧乙酸12小时，再将粪便倒入厕所；或送医疗垃圾站统一处理，并要做好记录。

二、血液标本的收集、保存的原则及规程

血液寄生虫检查因检验目的不同，收集时间和方式有所不同。

（一）标本常用采血方式

采血方式：普通注射器静脉采血法、真空采血管静脉采血法和毛细血管采血法。

标本抗凝：一般采用EDTA－K_2抗凝剂抗凝，抗凝终浓度1.5～2.2mg/ml。

标本混匀：标本采集后应立即轻轻颠倒混匀10次，保证抗凝效果。

如需制备血涂片应尽快进行。

薄血膜涂片制作方法：目前实验室普遍采用的是手工推片法，在玻片近一端1/3处，加一滴（约0.05ml）充分混匀的血液，握住另一张边缘光滑的推片，以30～45度角使血滴沿推片迅速散开，快速、平稳地推动推片至载玻片的另一端。血涂片通常呈舌状或楔形，分头、体、尾三部分。推好的血涂片应在空气中晃动，使其尽快干燥。天气寒冷或潮湿时，应于37℃恒温箱中保温促干，以免细胞变形缩小。薄血膜涂片应在1小时内染色或在1小时内用无水甲醇（含水量<3%）固定后染色。

厚血膜涂片制作方法：取耳垂或指尖3大滴血（这个查活的微丝蚴可以，查疟原虫就太多了），呈“品”字形置于洁净无油的载玻片上，用另一玻片的一角将3滴血涂成直径约1.5cm的厚血膜。厚血膜要让其自然干燥，切勿加热烘干，以免红细胞变性而不能溶去血红蛋白。

厚薄血涂片制好后应防止灰尘和苍蝇、蟑螂等昆虫叮食。镜检时，光线宜暗，如溶血后的血膜已干，则需在血膜上涂一层水膜增加折光率后再镜检。

（二）特殊标本采集的注意事项

1. 疟原虫检查标本的收集、保存注意事项

采血时间：间日疟及三日疟患者应在发作后数小时至10小时左右采血，此时，早期滋养体已发育成易于鉴别形态的晚期滋养体；恶性疟患者，应在发作时，或发作后约10小时左右采血。

厚血膜涂片的溶血要及时，溶血不完全，会影响检验质量。厚血膜涂片的存放期限在夏季不超过48小时，冬季不超过72小时。

2. 微丝蚴检查标本的收集、保存注意事项

采血时间：以晚上9时后至次晨2时前采血为宜，刺血后第一滴血中微丝蚴比较多，应注意采集。

对夜间采血有困难的患者可采用海群生白天诱出法，即在白天按每千克体重口服海群生2～6mg，15分钟后取血检查。

三、尿液标本的收集、保存的原则及规程

尿液标本种类的选择和收集取决于临床医师的送验目的、患者的状况和试验的要求。理想情况下，为了达到筛查、检出分析物和有意义有形成分的目的，应收集浓缩尿液。

（一）临床常用尿液标本种类

临床常用尿液标本种类如下。

1. 晨尿

清晨起床后，在未进早餐和做其他运动之前排泄的尿液，又称为首次晨尿。住院患者最适宜收集此类标本，但在采集前一天应提供收集容器和书面收集说明，如外阴、生殖器清洁方法，留中段清洁尿等。若采集后2小时内不能进行分析的，应采取适当的防腐措施。

2. 随机尿

随时排泄，无需患者做任何准备的尿液，称为随机尿。本法适用于急诊筛查。另一种方法是收集首次晨尿排泄后2～4小时内的尿液标本，作为第二次晨尿，但要求患者在前晚10时起到收集标本止，只能饮用200ml水，以提高有形成分计数的灵敏度。

（二）尿液标本采集送检原则

应留取新鲜尿，以清晨第一次尿为宜。此时的尿液较浓缩，检出率较高。婴幼儿尿液标本的收集，可用粘附剂将收集袋粘附于婴幼儿的阴部皮肤。

使用清洁有盖容器（一次性容器为好），由透明且不与尿液发生反应的惰性材料制成。容器不可重复使用。容器体积大于50ml，具有直径大于4.0cm的圆形开口，具有较宽的底部。运送容器具有安全稳妥的密封装置，其密封装置易于操作和开启。

容器上应贴上标记，不可贴在盖子上。标记内容必须包括：患者的全名，可识别患者的标本特异性编码和标本收集的时间。

尿标本应避免经血、白带、精液和粪便等混入。此外，还应注意避免烟灰、糖纸等异物混入。

尿标本留取后，应及时送验。

四、痰液标本的收集、保存的原则及规程

痰液是肺泡、支气管和气管的分泌物。痰液检查对某些呼吸系统疾病，如肺结核、肺吸

笔记

虫、肺肿瘤、支气管哮喘、支气管扩张及慢性支气管炎等的诊断、疗效观察和预后判断有一定价值。

痰液标本收集法因检验目的不同而异，但所用容器须加盖，痰液勿污染容器外（用不吸水容器盛留）。

痰液的检查应收集新鲜痰，患者起床后刷牙，漱口，用力咳出气管深处真正呼吸道分泌物，而勿混入唾液及鼻咽分泌物，应尽量送含血的病理性痰液。

幼儿痰被收集困难时，可用消毒棉拭子刺激喉部引起咳嗽反射，用棉拭子采取标本。

检验完毕后的标本及容器应煮沸 30 分钟消毒，痰纸盒可烧毁，不能煮沸的容器可用 5% 苯酚或 2% 来苏儿溶液消毒后，才能用水冲洗。

痰中可能查见肺吸虫卵、溶组织内阿米巴滋养体、棘球蚴的原头蚴、粪类圆线虫幼虫、蛔虫幼虫、钩虫幼虫和尘螨等。卡氏肺孢子虫包囊也出现于痰液中，但检出率很低。

肺吸虫卵检查：可先用直接涂片法检查，如为阴性，改为浓集法集卵，以提高阳性率。

直接涂片法：在洁净载玻片上先加 1～2 滴生理盐水，挑取痰液少许。最好选带铁锈色的痰，涂成痰膜，加盖片镜检。如未发现肺吸虫卵，但见有夏科雷登结晶，提示可能是肺吸虫患者，多次涂片检查为阴性者，可改用浓集法。

浓集法：收集 24 小时痰液，置于玻璃杯中，加入等量 10% NaOH 溶液，用玻棒搅匀后，放入 37℃ 温箱内，数小时后痰液消化成稀液状。分装于数个离心管内，以每分钟 1500 转离心 5 分钟，弃去上清液，取沉渣数滴涂片检查。

溶组织内阿米巴组织型滋养体检查：取新鲜痰液作涂片。天冷时应注意镜台上载玻片的保温。高倍镜观察，如为阿米巴滋养体，可见其伸出伪足并作定向运动。

上述其他蠕虫幼虫及螨类等宜用浓集法检查。

（夏超明　许　静）

全国高等医药院校医学检验技术(医学检验)专业规划教材

第三轮修订教材目录

序号	书名	主编	单位
1	临床生物化学检验（第3版）	郑铁生	江苏大学医学院
		鄢盛恺	北京大学中日友好临床医学院
	临床生物化学检验实验指导（第3版）	涂建成	武汉大学中南医院
		李 艳	吉林医药学院
2	临床检验基础（第3版）	刘成玉	青岛大学医学院
		林发全	广西医科大学
	临床检验基础实验指导（第2版）	姜忠信	青岛大学医学院
		王元松	青岛大学医学院
3	临床微生物学检验（第3版）	洪秀华	上海交通大学医学院
		刘文恩	中南大学湘雅医学院
	临床微生物学检验实验指导（第2版）	彭奕冰	上海交通大学医学院
4	临床免疫学检验（第3版）	吕世静	广东医学院
		李会强	天津医科大学
	临床免疫学检验实验指导（第3版）	曾常茜	大连大学医学院
5	临床血液学检验（第3版）	胡翊群	上海交通大学医学院
		童向民	浙江省人民医院
	临床血液学检验实验指导（第2版）	丁 磊	上海交通大学医学院
		王小中	南昌大学医学院
6	临床寄生虫学检验（第3版）	吴忠道	中山大学中山医学院
		汪世平	中南大学湘雅医学院
	临床寄生虫学检验实验指导（第2版）	夏超明	苏州大学基础医学与生物科学学院
7	临床输血学检验（第3版）	胡丽华	华中科技大学同济医学院附属协和医院
	临床输血学检验实验指导（第2版）	胡丽华	华中科技大学同济医学院附属协和医院
8	分子诊断学（第3版）	李 伟	温州医科大学
		黄 彬	中山大学中山医学院
	分子诊断学实验指导（第2版）	金 晶	温州医科大学
		陈 茶	广州中医药大学第二附属医院
9	临床实验室管理（第3版）	王 前	南方医科大学
		邓新立	中国人民解放军总医院
10	临床检验仪器（第2版）	邹 雄	山东大学齐鲁医院
		李 莉	上海交通大学附属第一人民医院

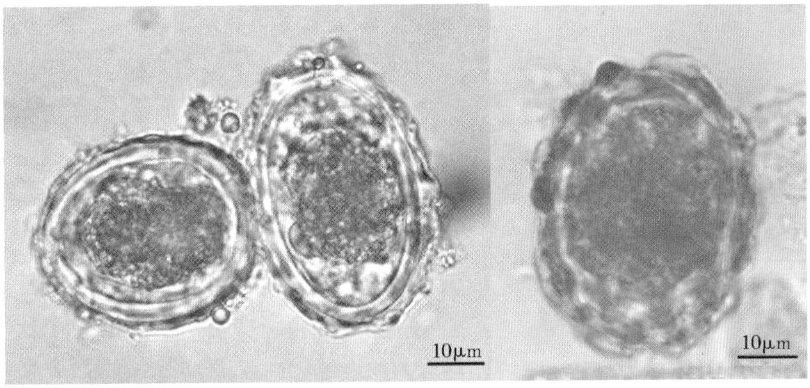

彩图 1　受精蛔虫卵

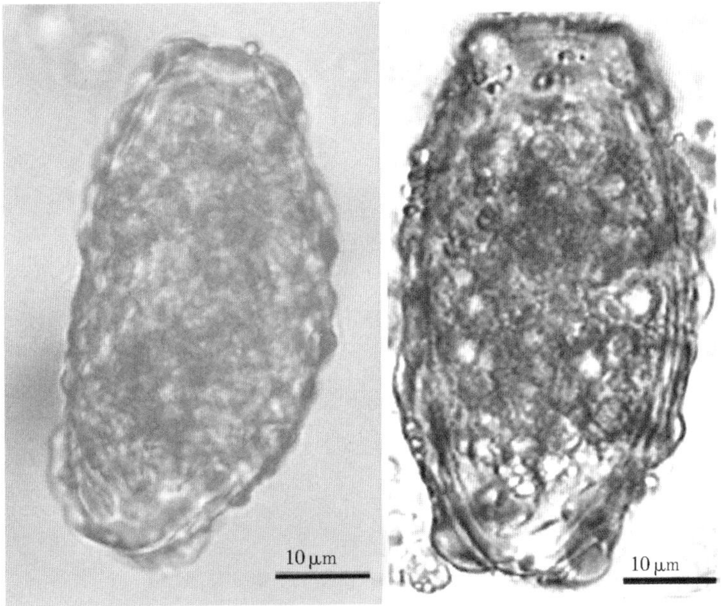

彩图 2　未受精蛔虫卵

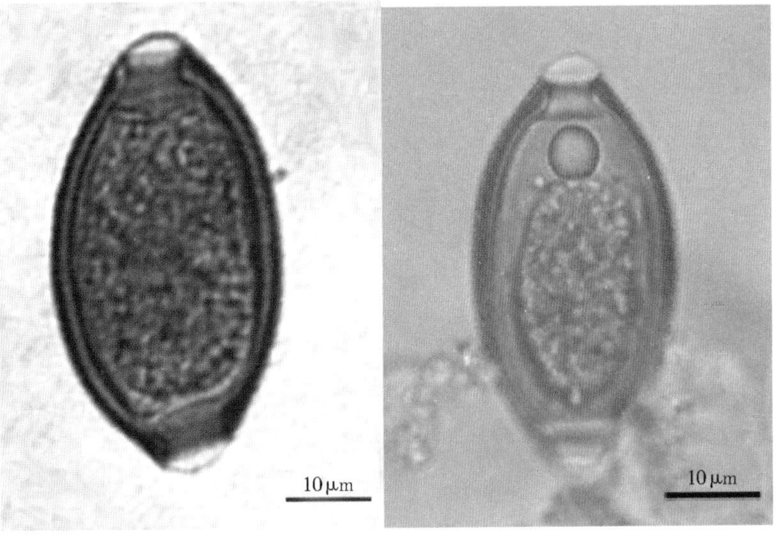

彩图 3　鞭虫卵

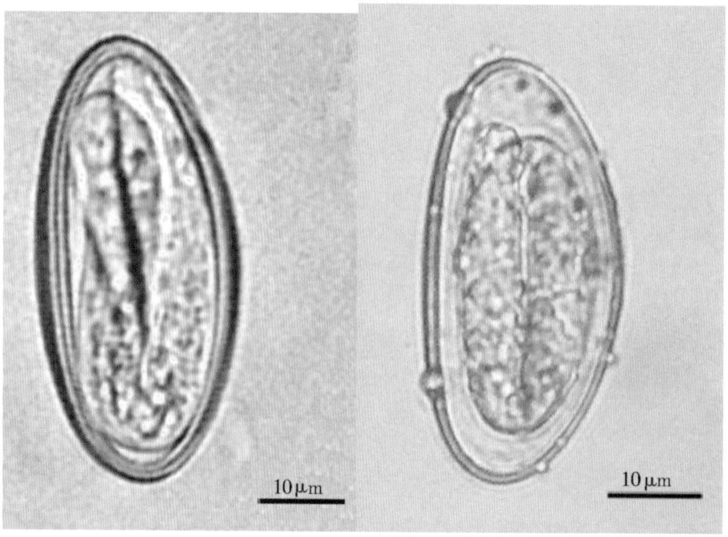

彩图4　蛲虫卵

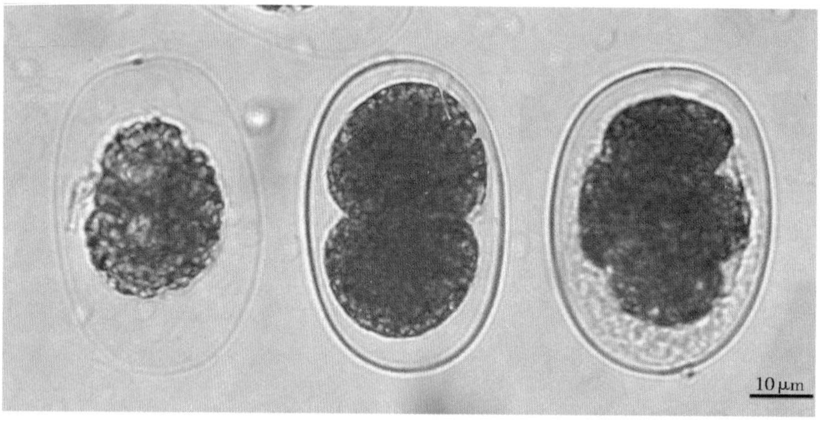

彩图5　钩虫卵

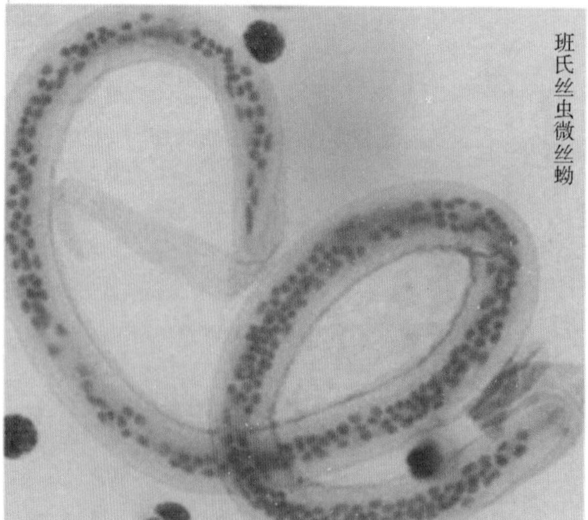

彩图6　班氏微丝蚴（染色标本）

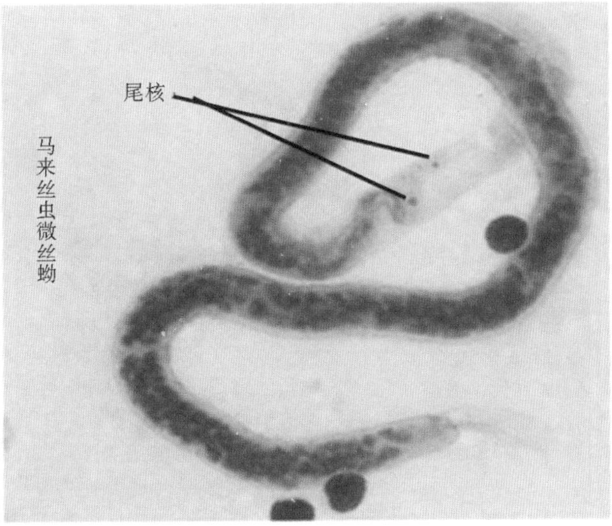

彩图 7　马来微丝蚴（染色标本）

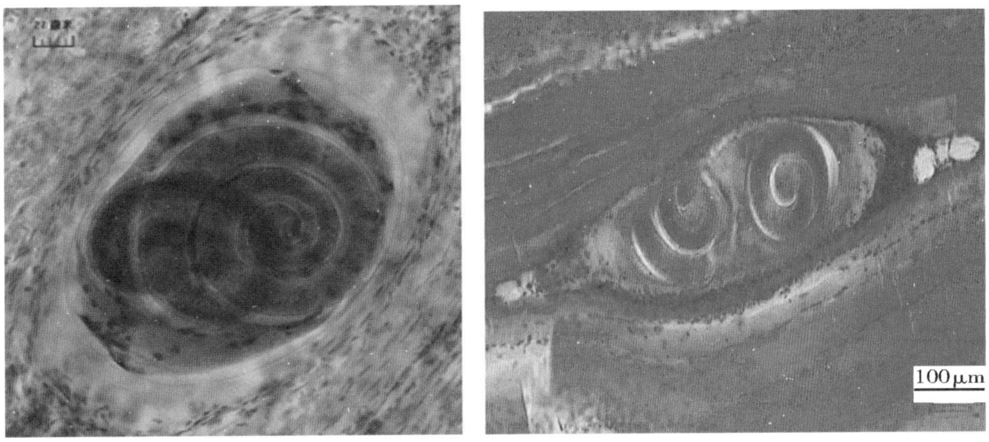

彩图 8　旋毛虫囊包

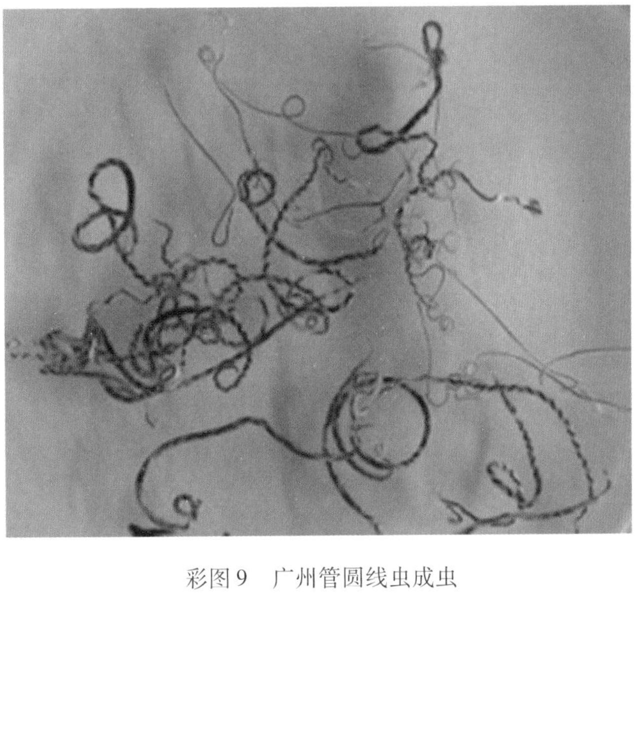

彩图 9　广州管圆线虫成虫

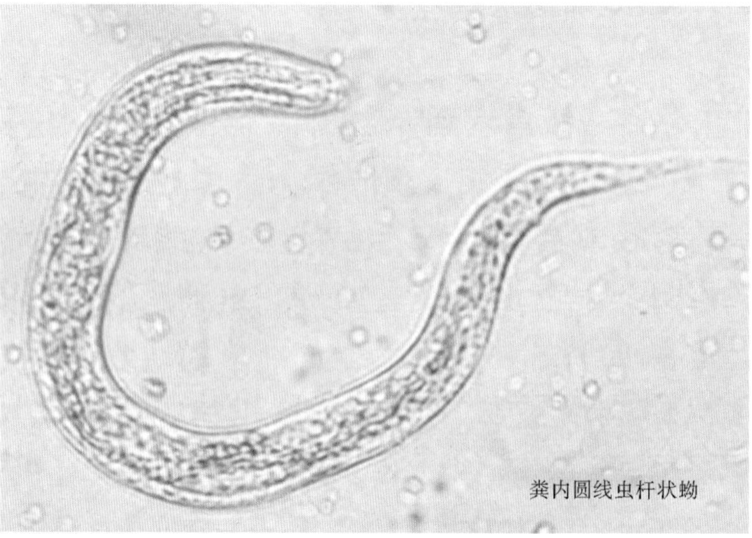

彩图 10　粪类圆线虫杆状蚴

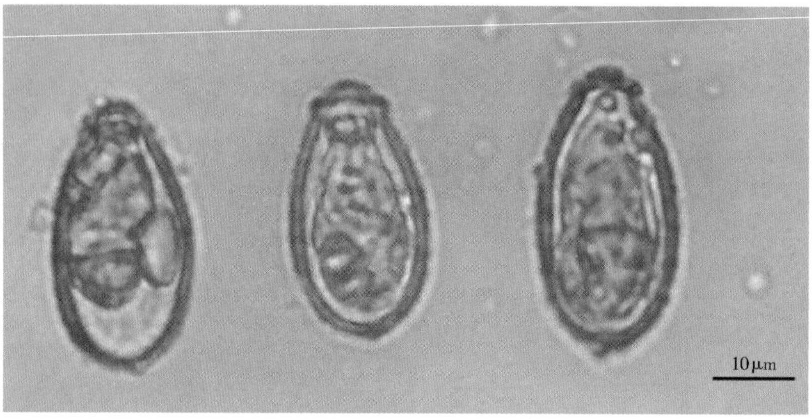

彩图 11　肝吸虫卵

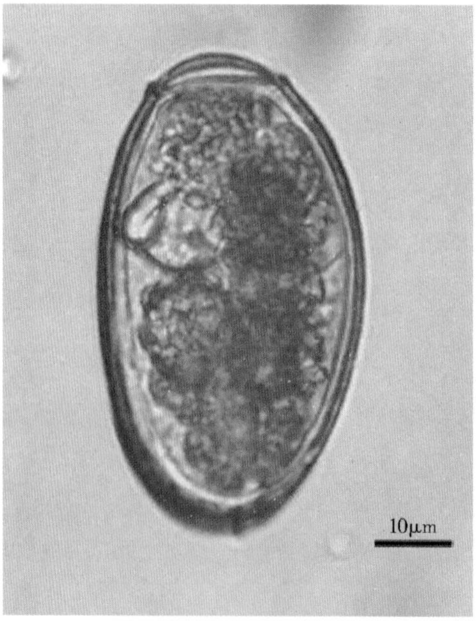

彩图 12　卫氏并殖吸虫卵

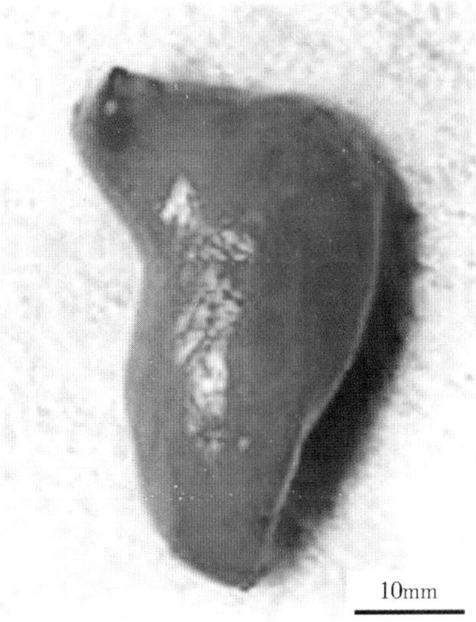

彩图 13　姜片虫成虫（活体形态）

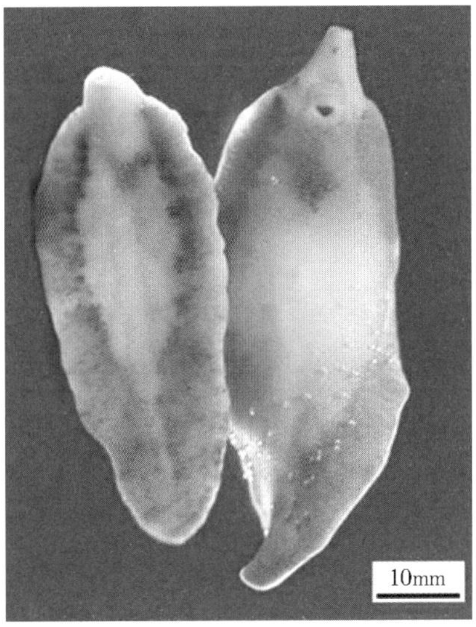

彩图 14　布氏姜片虫成虫

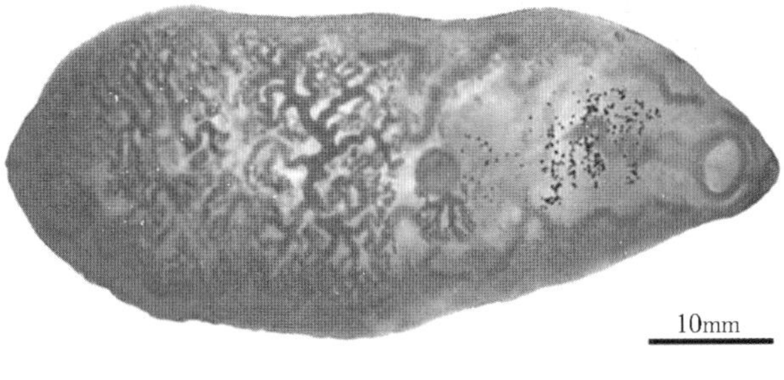

彩图 15　布氏姜片虫成虫染色标本

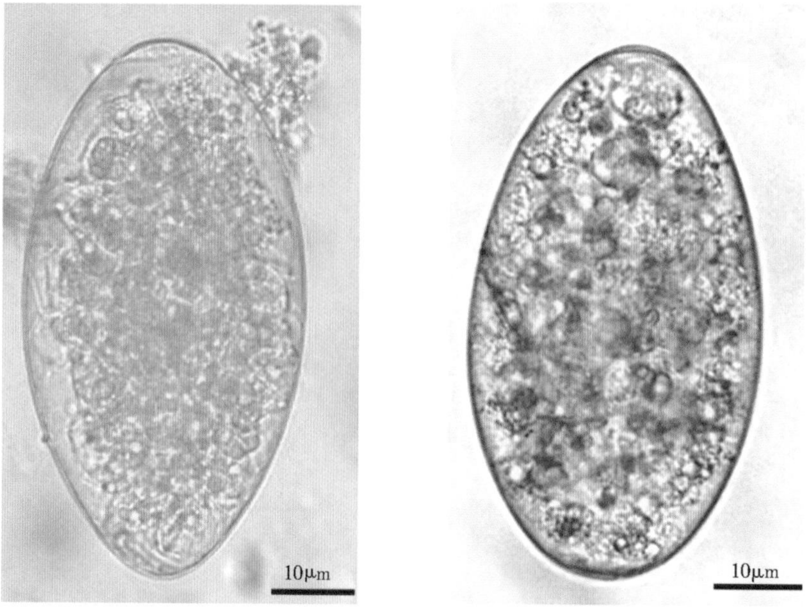

彩图 16　布氏姜片虫卵

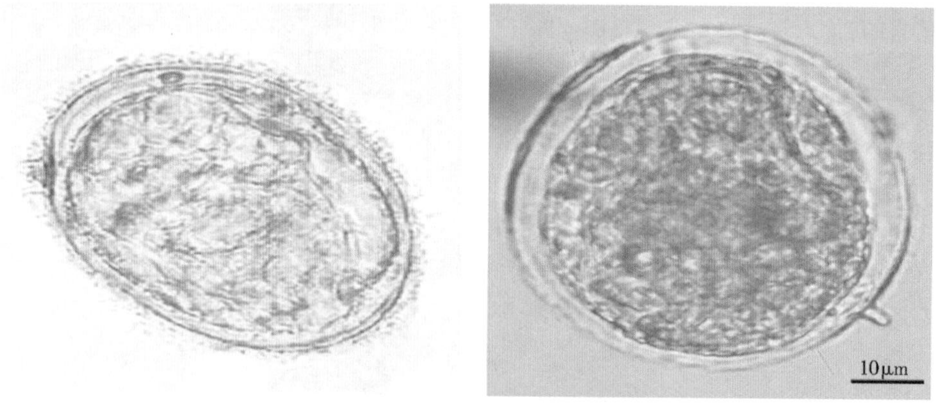

彩图 17　日本血吸虫卵

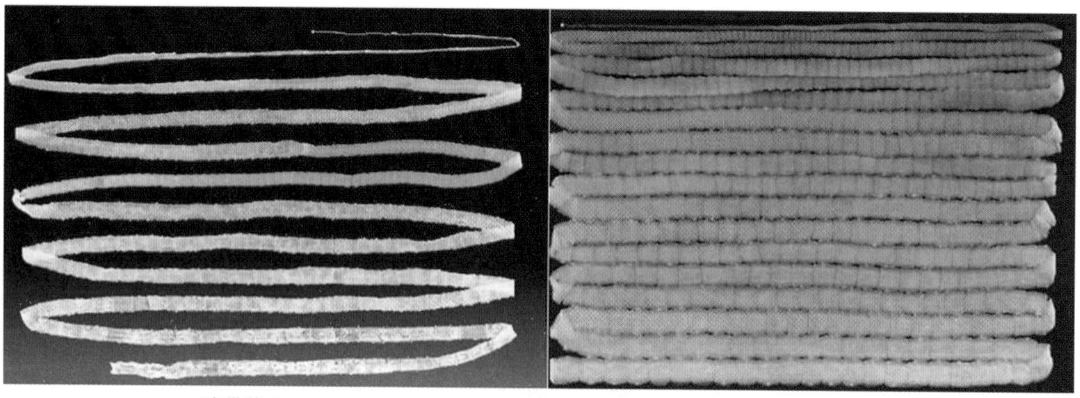

猪带绦虫　　牛带绦虫

彩图 18　两种带绦虫成虫

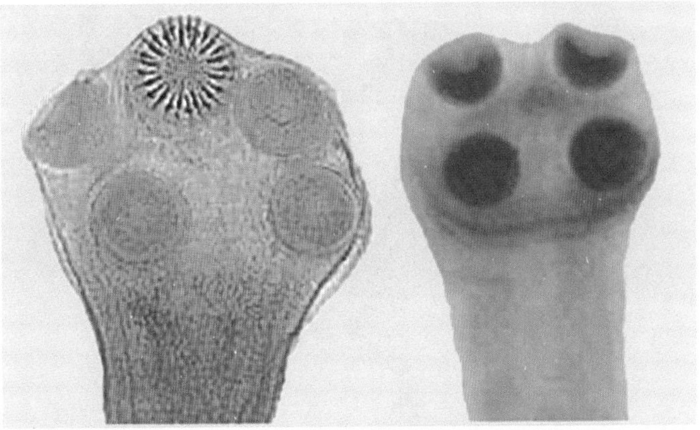

猪带绦虫　　牛带绦虫

彩图 19　两种带绦虫头节

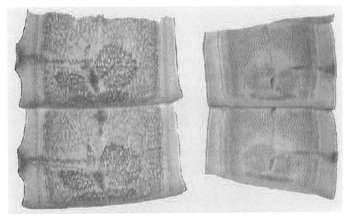

猪带绦虫　　牛带绦虫

彩图 20　两种带绦虫成节

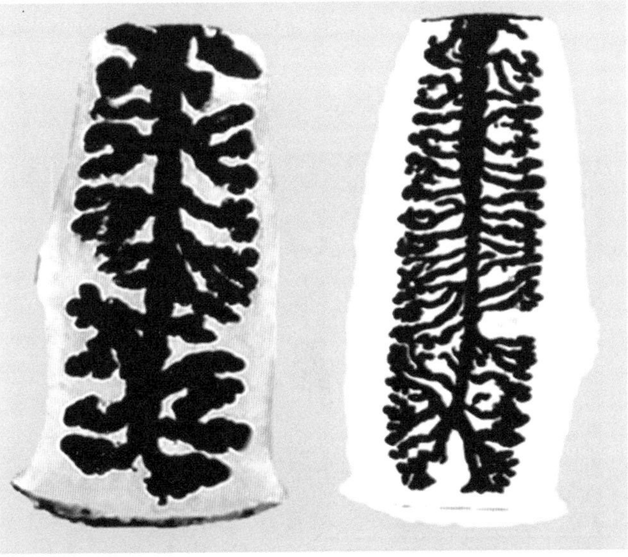

猪带绦虫　　牛带绦虫

彩图 21　两种带绦虫孕节

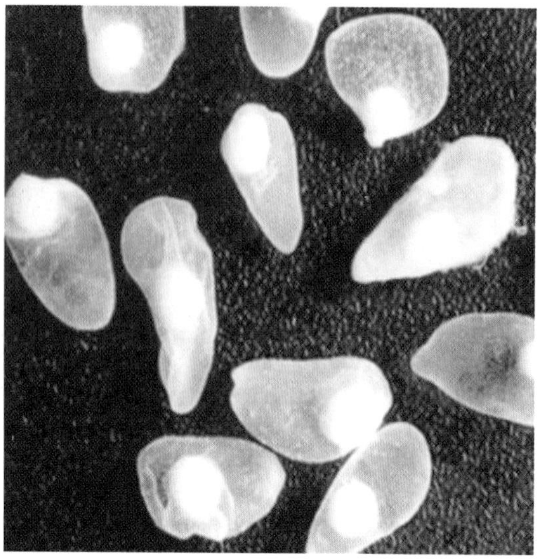

彩图 22　猪囊尾蚴

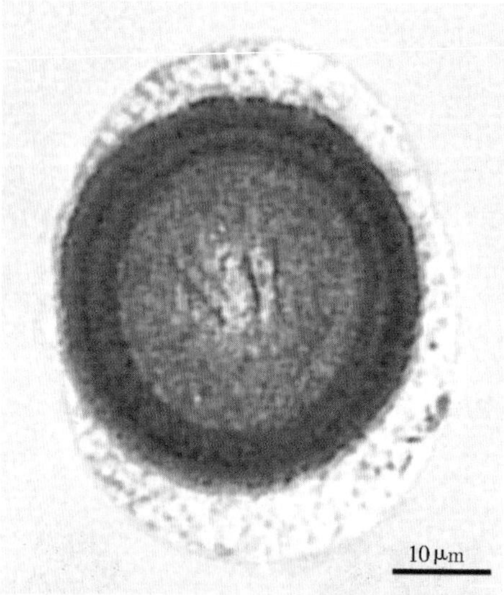

彩图 23　带绦虫卵（完整）

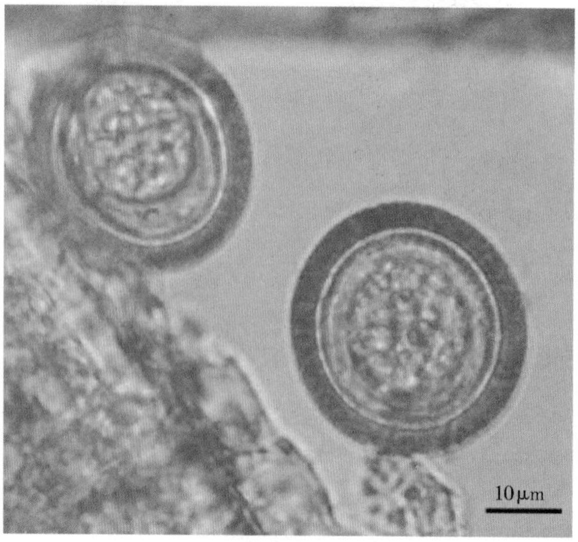

彩图 24　带绦虫卵（不完整）

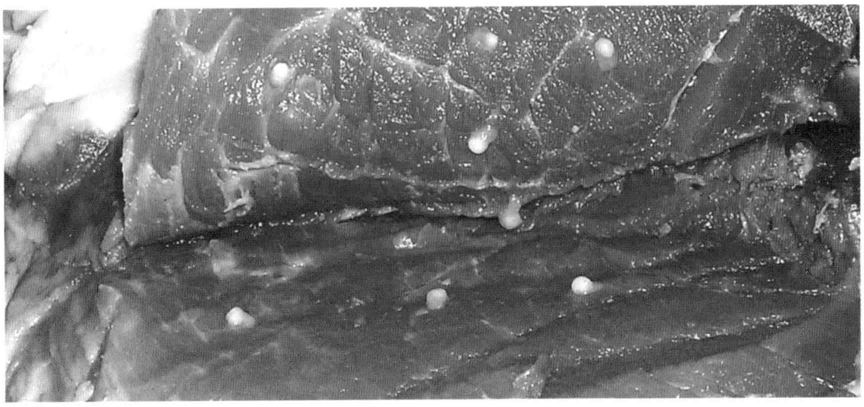

彩图 25　米猪肉

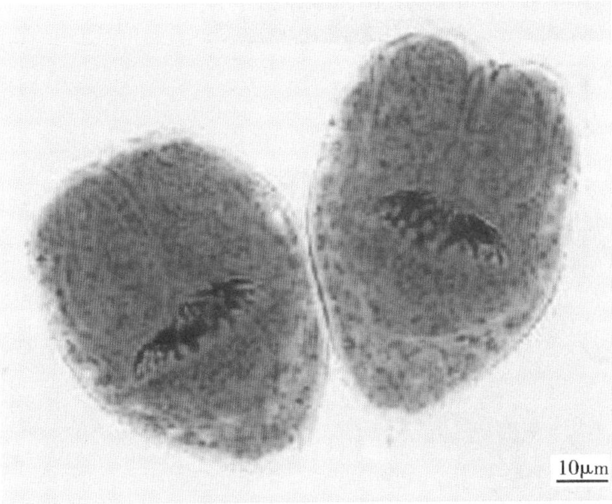

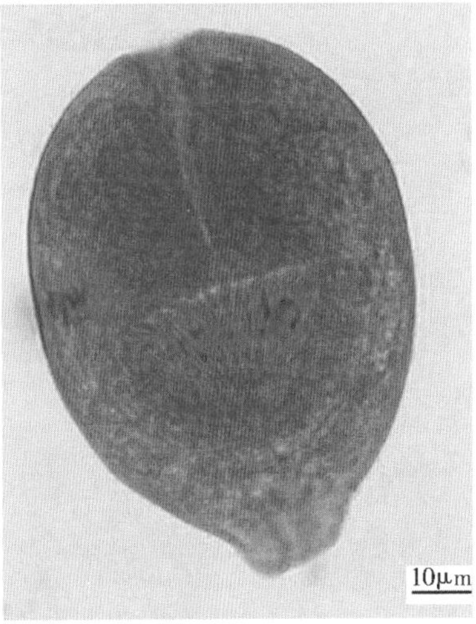

彩图 26　原头蚴

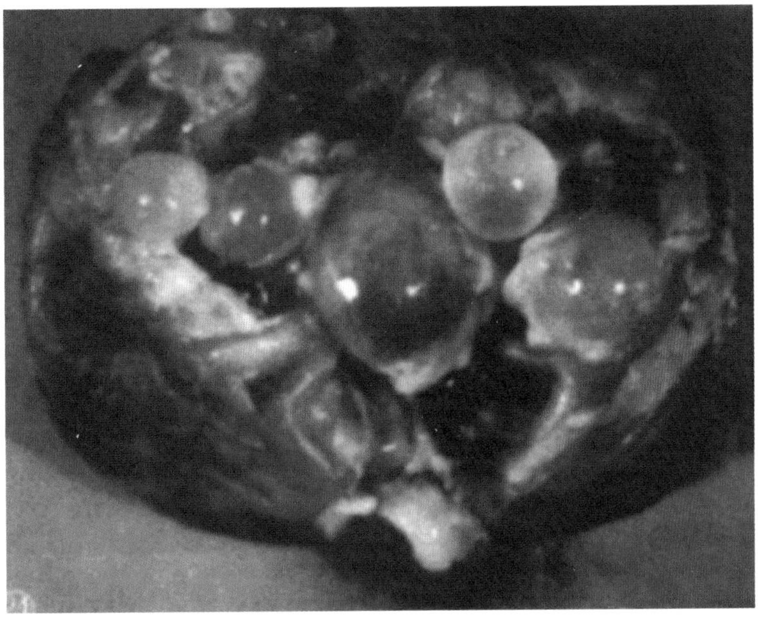

彩图 27　棘球蚴

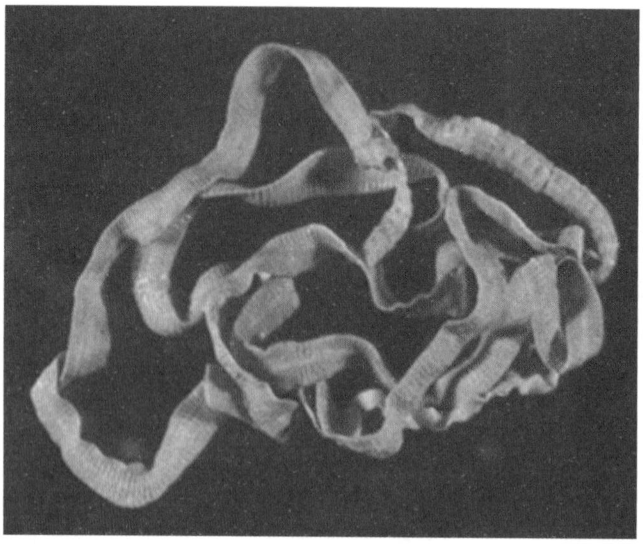

彩图 28　曼氏迭宫绦虫成虫

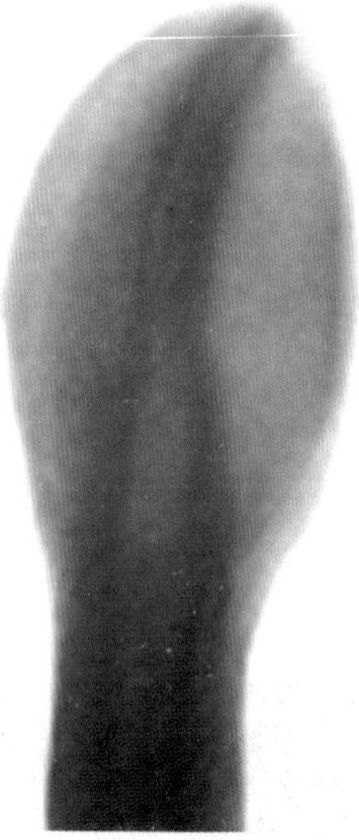

彩图 29　曼氏迭宫绦虫成虫头节

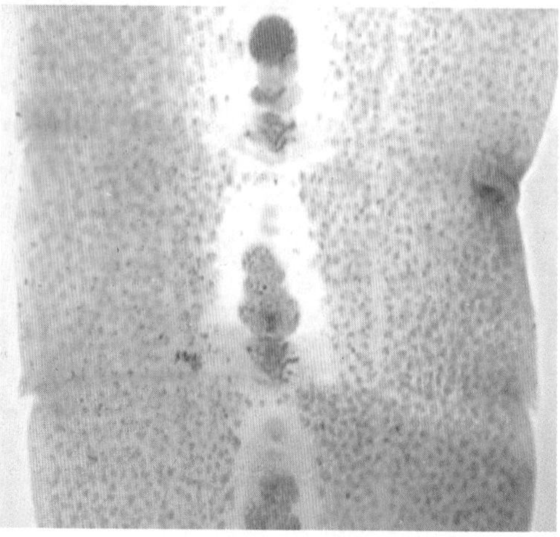

彩图 30　曼氏迭宫绦虫孕节

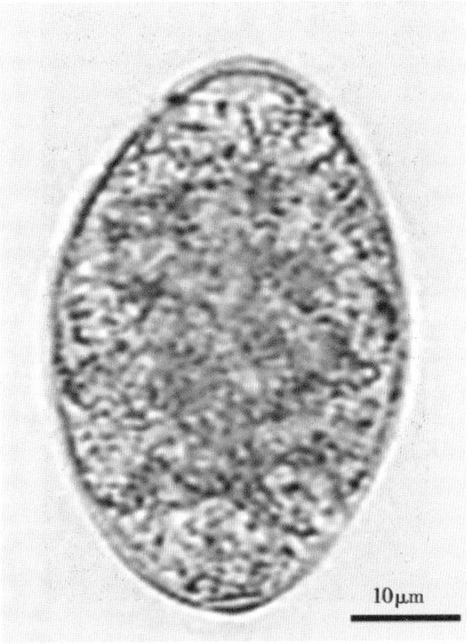

彩图 31　曼氏迭宫绦虫卵

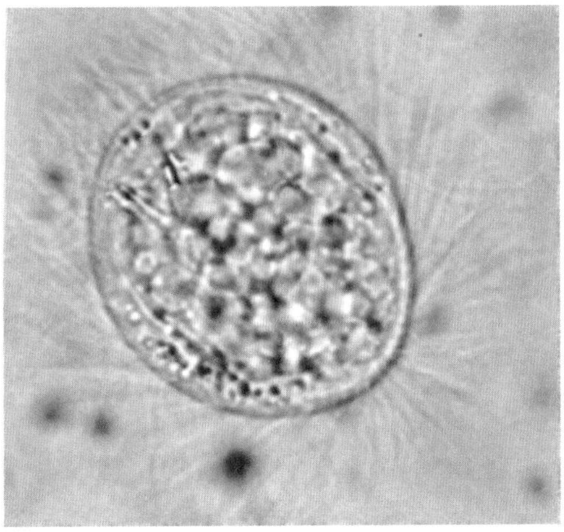

彩图 32　钩球蚴

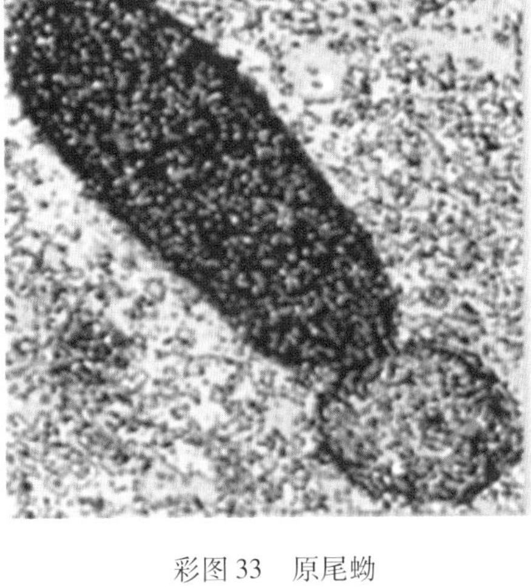

彩图 33　原尾蚴

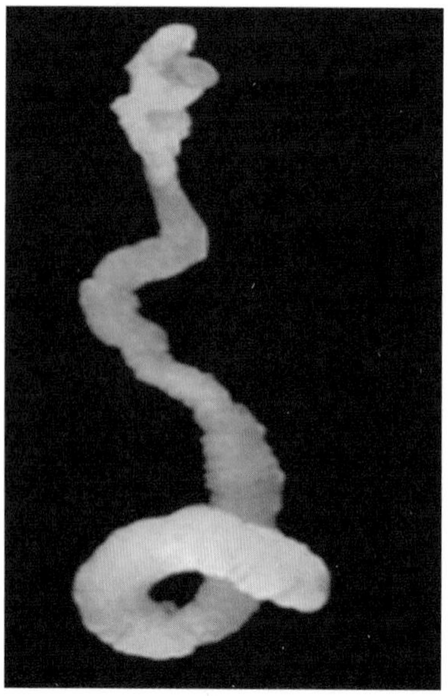

彩图 34　曼氏迭宫绦虫裂头蚴

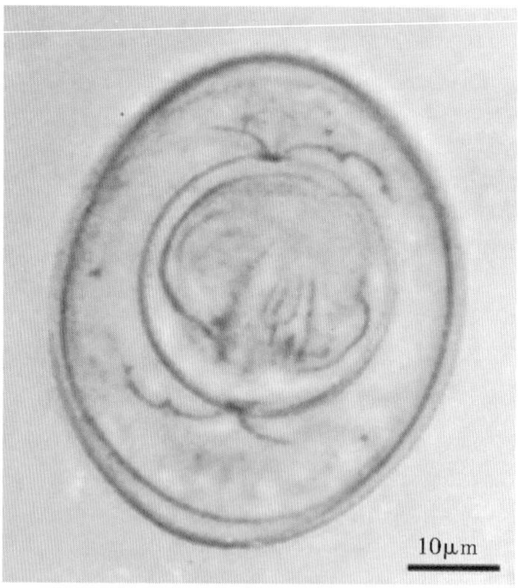

彩图 35　微小膜壳绦虫卵

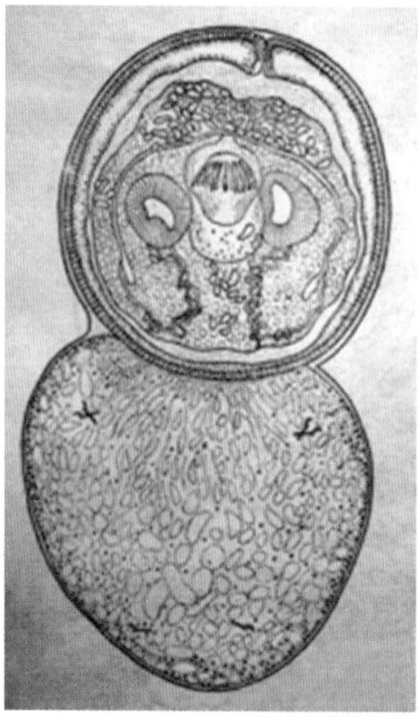

彩图 36　微小膜壳绦虫似囊尾蚴

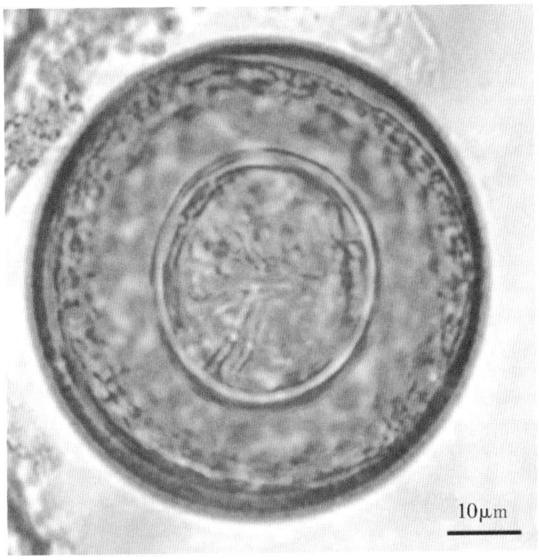

彩图 37　缩小膜壳绦虫卵

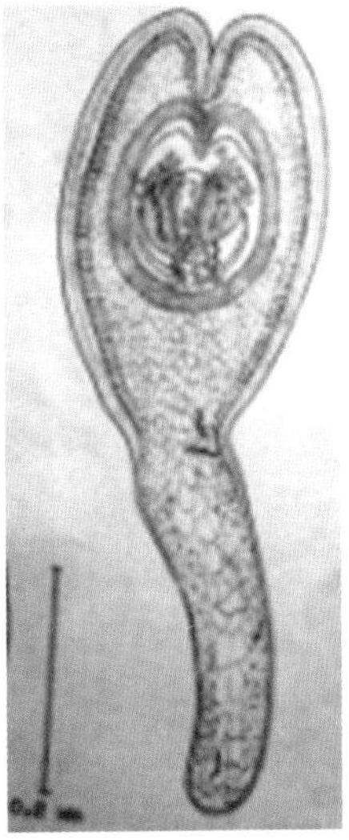

彩图 38　缩小膜壳绦虫似囊尾蚴

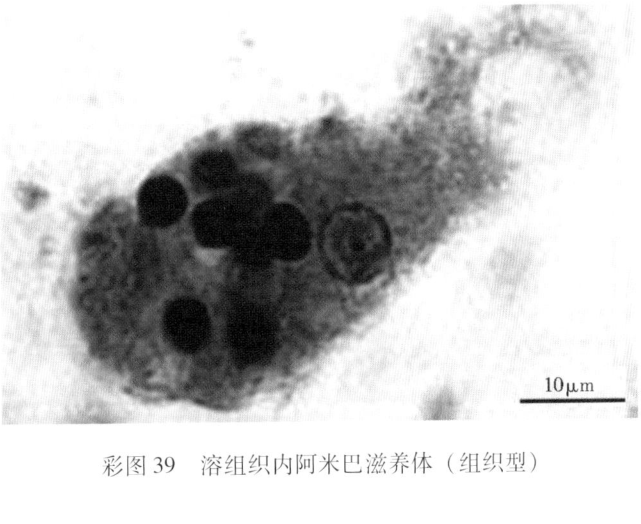

彩图 39　溶组织内阿米巴滋养体（组织型）

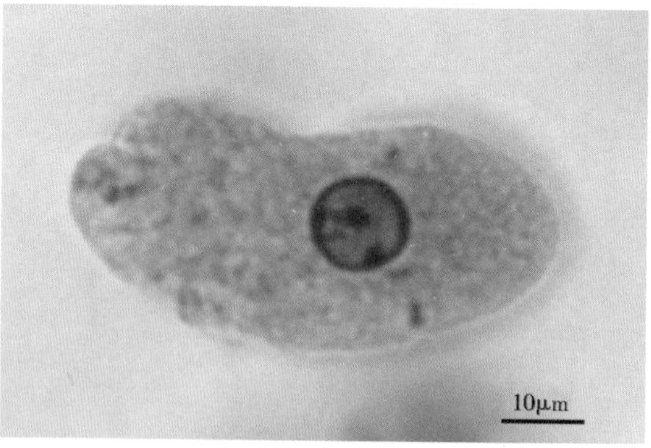

彩图 40　溶组织内阿米巴滋养体（肠腔型）

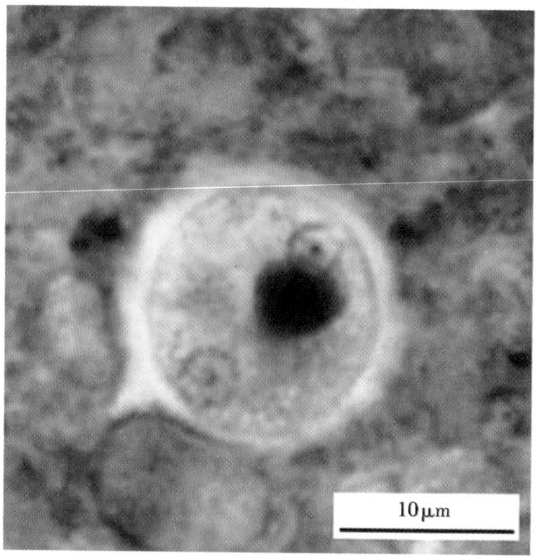

彩图 41　溶组织内阿米巴包囊

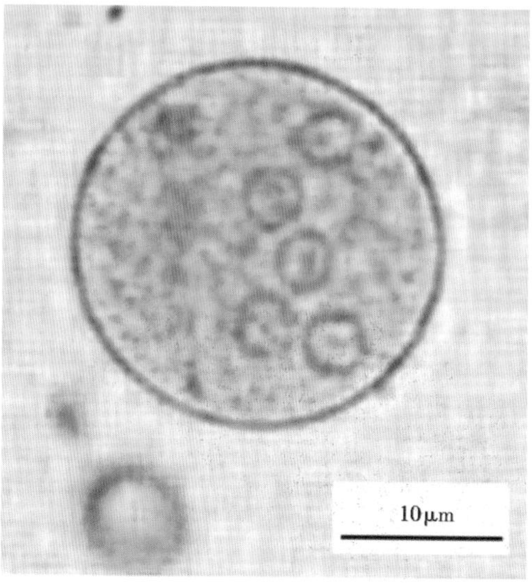

彩图 42　结肠内阿米巴包囊

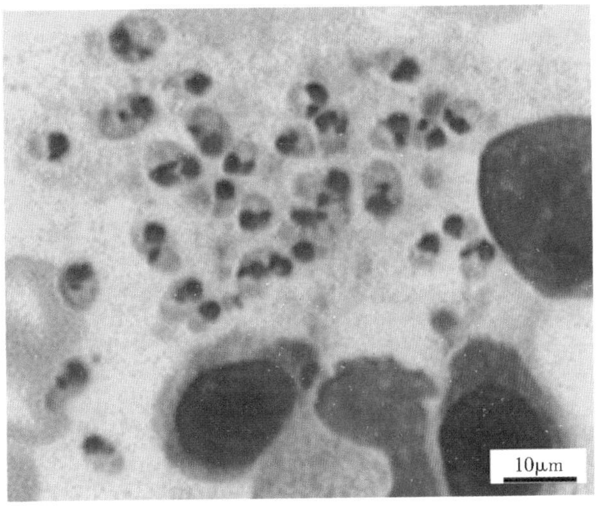

彩图 43　杜氏利什曼原虫无鞭毛体

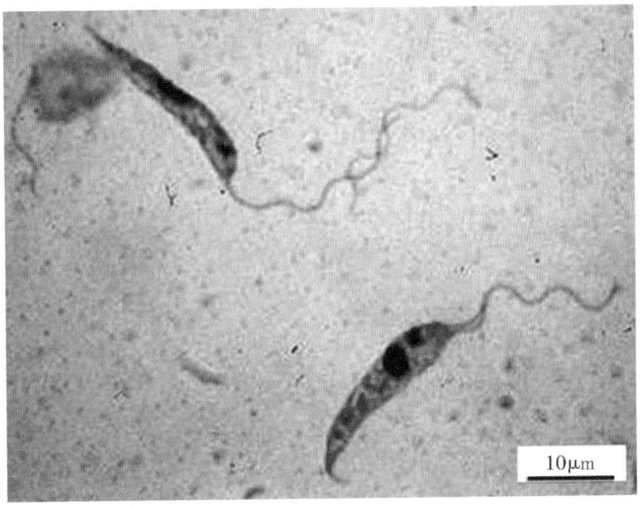

彩图 44　杜氏利什曼原虫鞭毛体

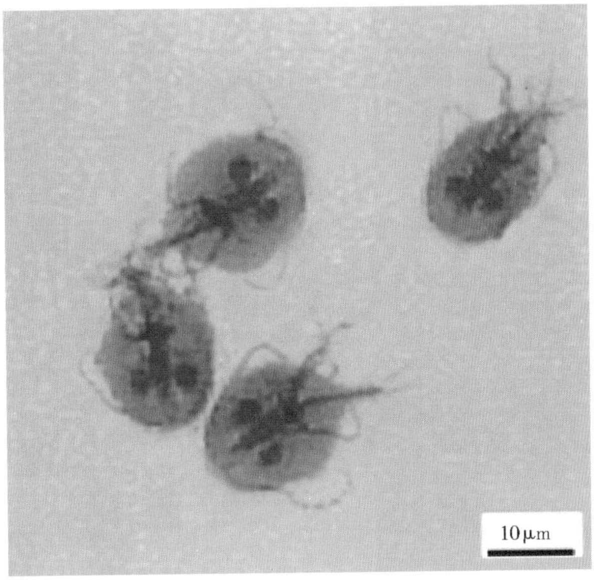

彩图 45　蓝氏贾第鞭毛虫滋养体

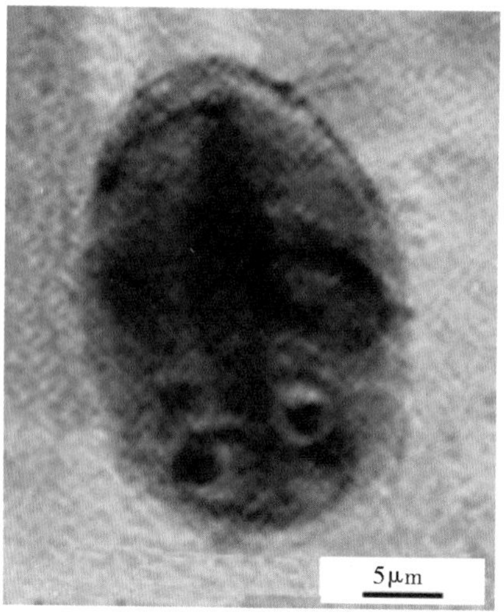

彩图 46　蓝氏贾第鞭毛虫包囊

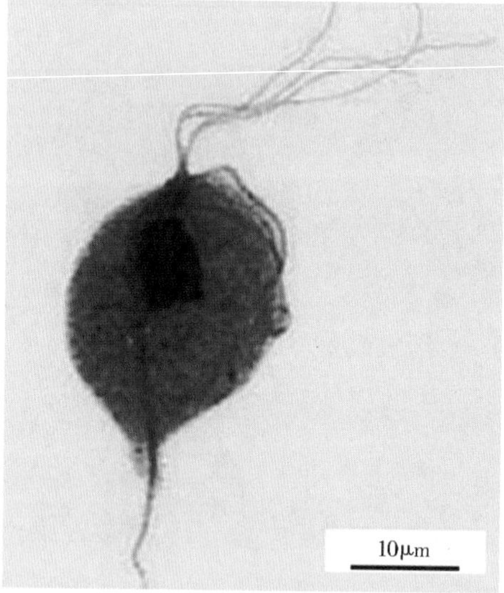

彩图 47　阴道毛滴虫

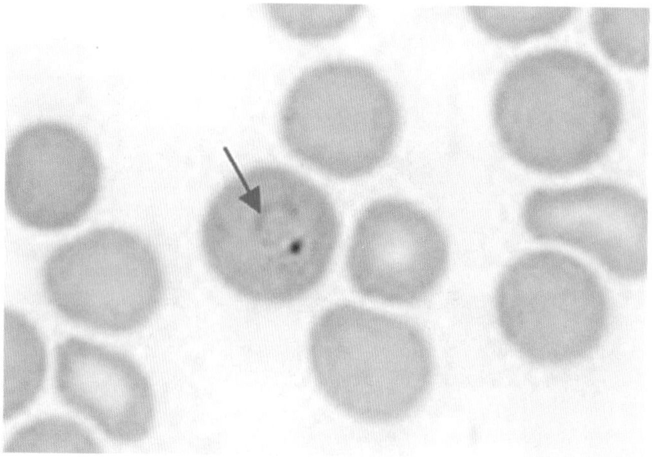

彩图 48　间日疟原虫环状体

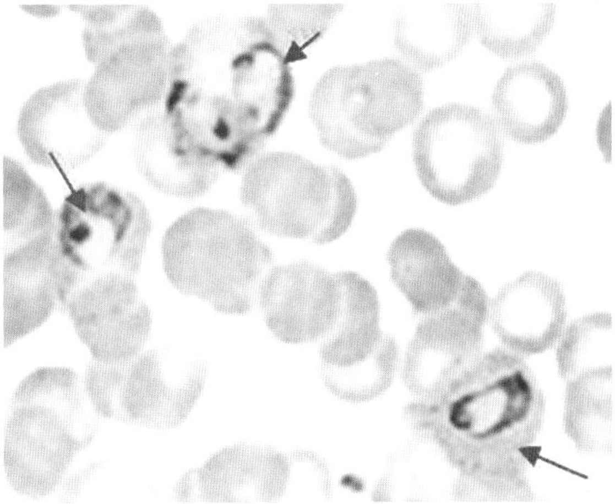

彩图 49　间日疟原虫大滋养体

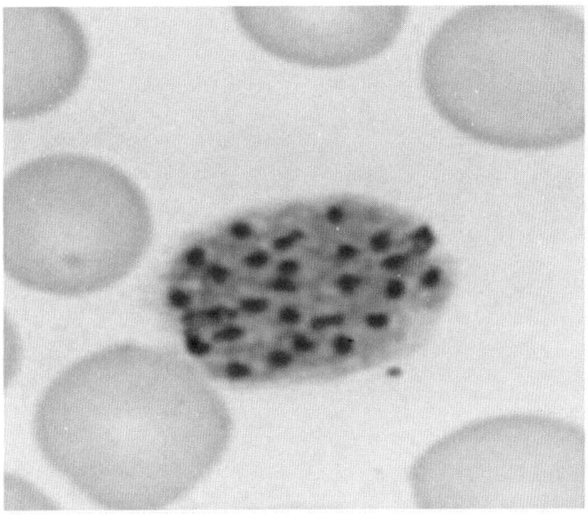

彩图 50　间日疟原虫成熟裂殖体

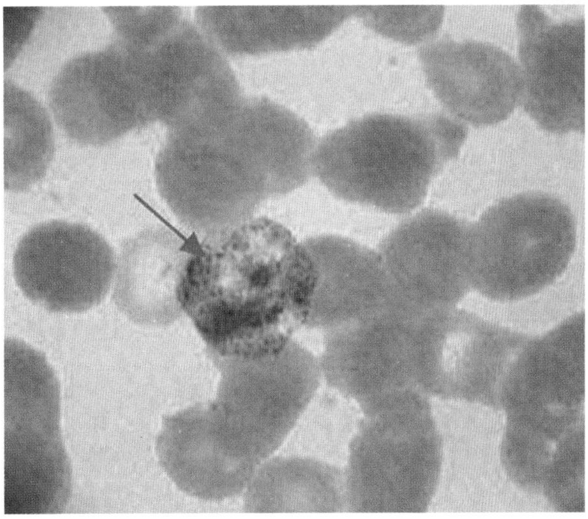

彩图 51　间日疟原虫雄配子体

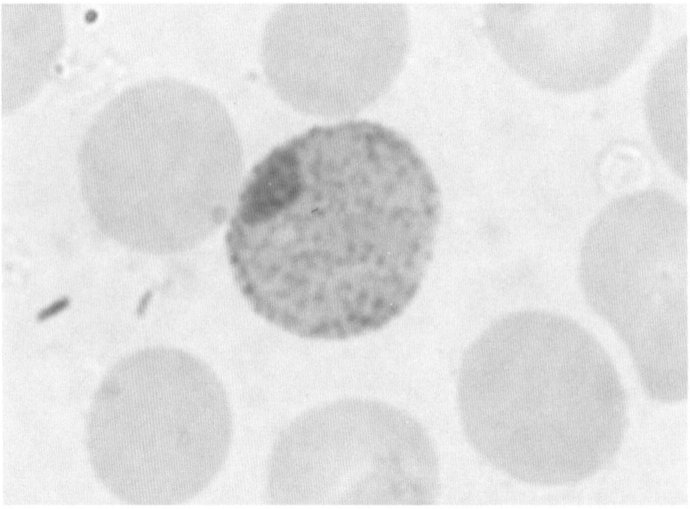

彩图 52　间日疟原虫雌配子体

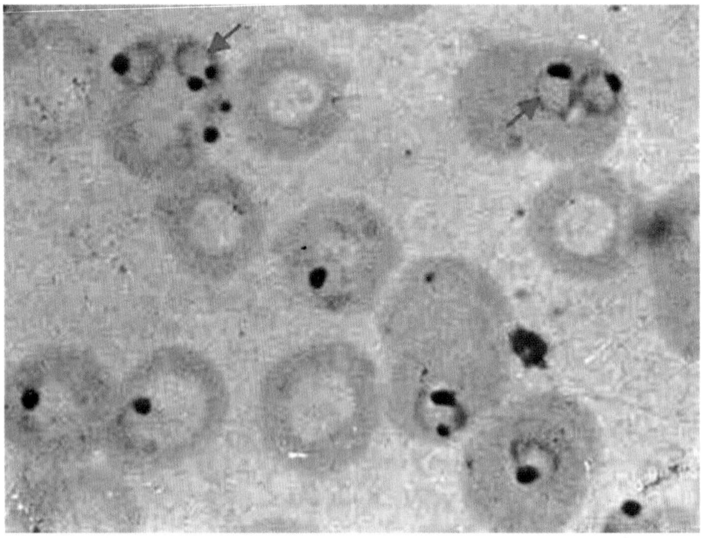

彩图 53　恶性疟原虫环状体

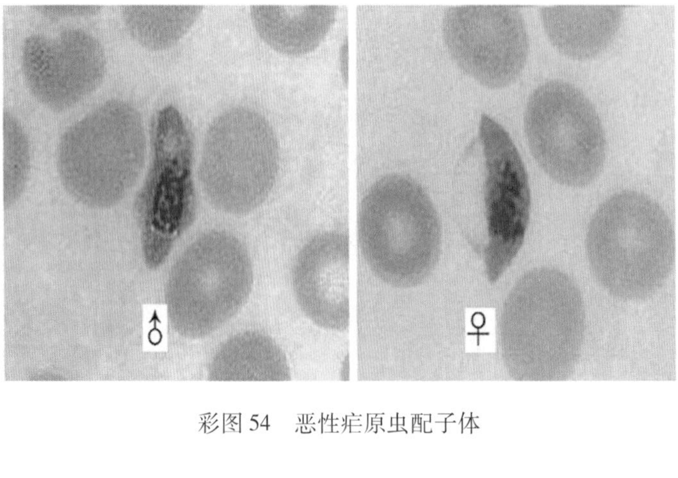

彩图 54　恶性疟原虫配子体

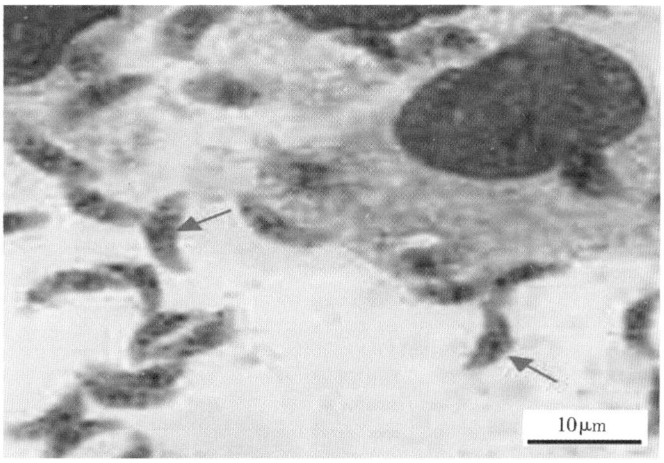

彩图 55　刚地弓形虫滋养体

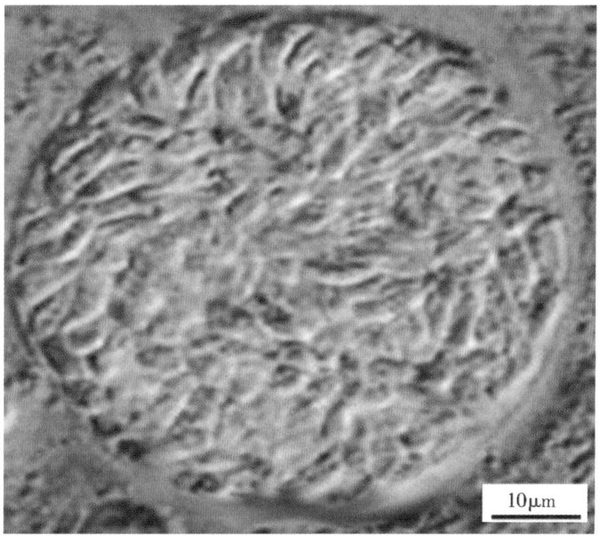

彩图 56　刚地弓形虫包囊

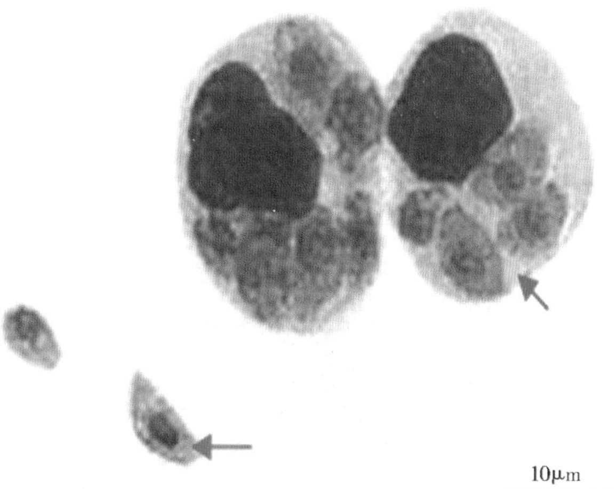

彩图 57　刚地弓形虫假包囊

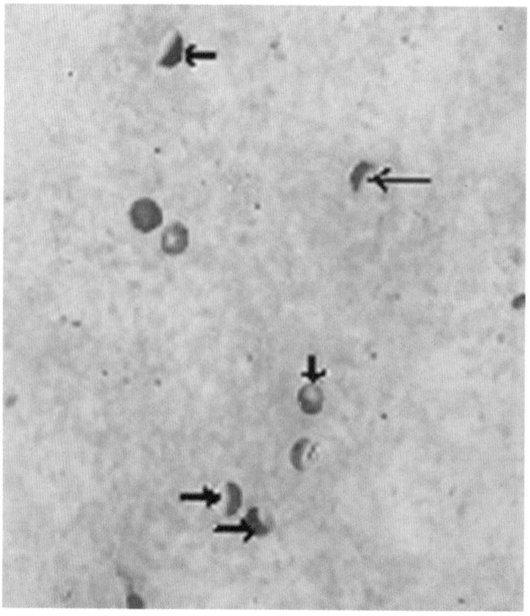

彩图 58　改良抗酸染色隐孢子虫卵囊（1000×）

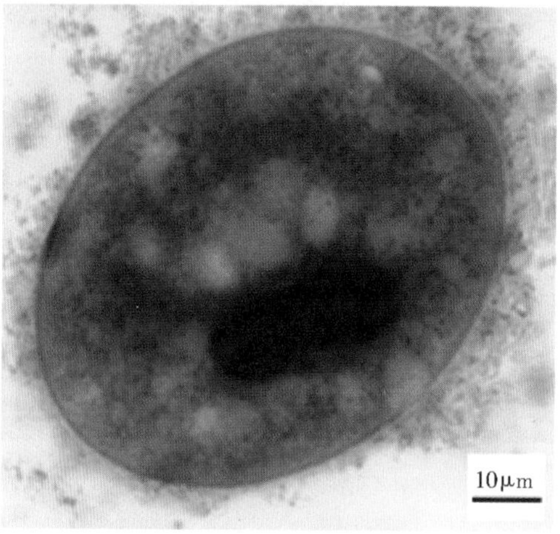

彩图 59　结肠小袋纤毛虫滋养体

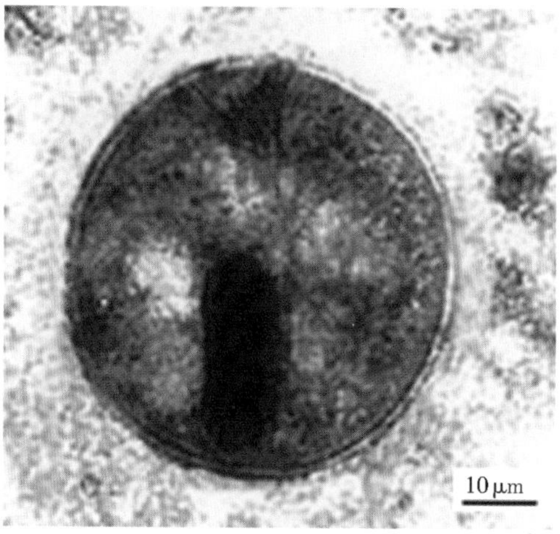

彩图 60　结肠小袋纤毛虫包囊

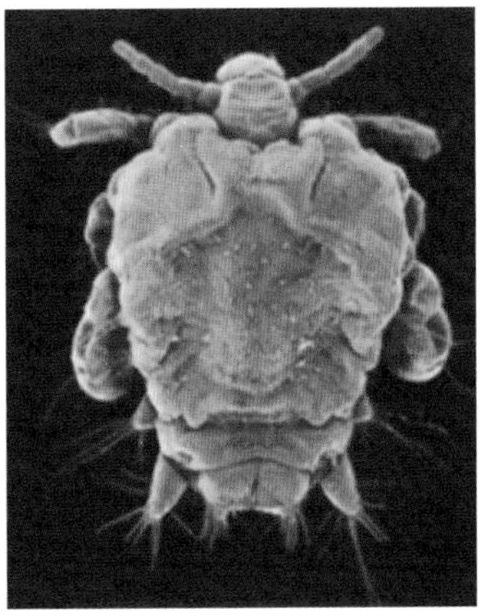

彩图 61　阴虱

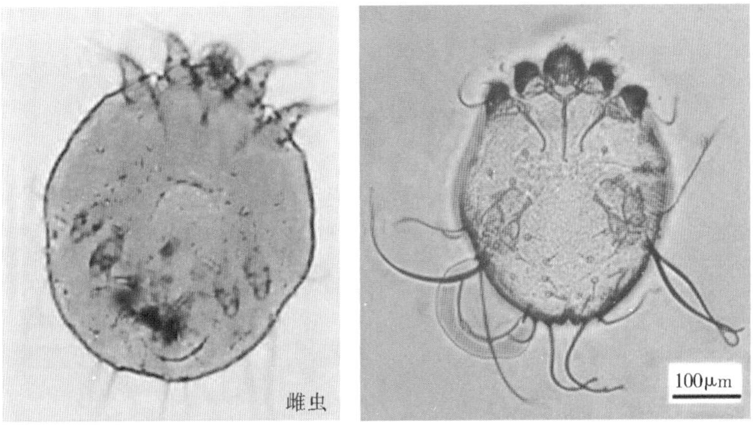

彩图 62　疥螨

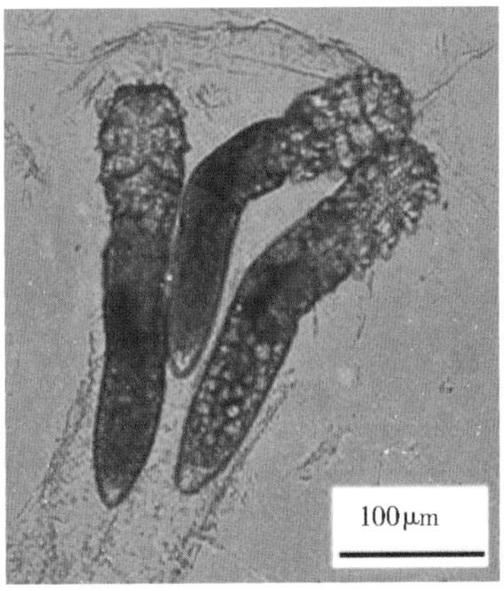

彩图 63　毛囊蠕形螨

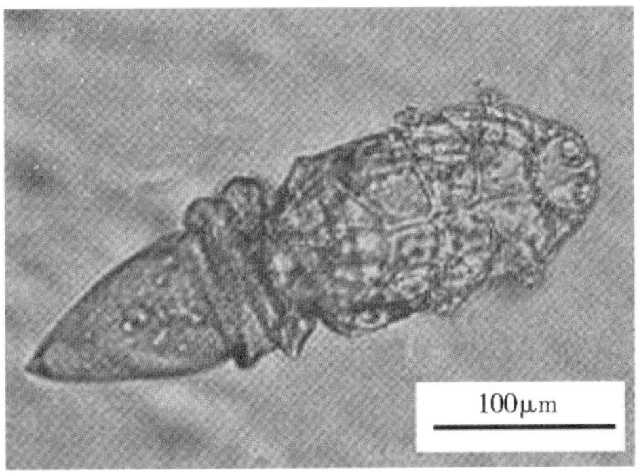

彩图 64　皮脂蠕形螨